一般社団法人 訪問看護支援協会 認定資格

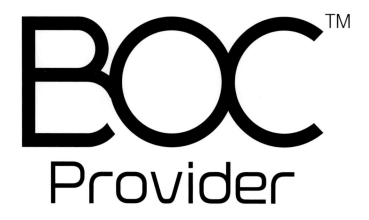

医療・介護の現場で役立つベーシックオーラルケア
―BOCプロバイダー入門―

長縄 拓哉・編著／歯科医師・医学博士

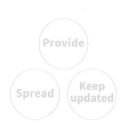

クインテッセンス出版株式会社　2020

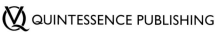
QUINTESSENCE PUBLISHING

Berlin | Chicago | Tokyo
Barcelona | London | Milan | Mexico City | Moscow | Paris | Prague | Seoul | Warsaw
Beijing | Istanbul | Sao Paulo | Zagreb

もくじ

第3章　BOC プロバイダーの取り組み　　　　125

　2018年夏にスタートしたベーシックオーラルケア（Basic Oral Care：BOC）プロバイダー認定資格講座は、1年間で約400名のBOCプロバイダーの育成を行ってきました。「ベーシックオーラルケアで救える命がある」と掲げた思いに共感する看護師や介護士を中心に、開講すれば数日で満席になるほどの人気講座になりました。それは何より、歯科のみならず循環器、消化器、集中治療医、また臨床工学技士、栄養士などの多彩な講師陣による魅力的な学びと、BOCプロバイダー自身が現場で活躍しているおかげです。BOCプロバイダーが現場で基本的な口腔ケア（ベーシックオーラルケア：BOC）を「行い、伝え、そして学び続ける」ことで、その背中を見た同僚や後輩たちが新たなBOCプロバイダーとして育成されていくという好循環な構図が完成されつつあります。彼女たちの思いは徐々に日本全国に広がり、それによって医療や介護現場でベーシックオーラルケア（BOC）が当たり前に行われる世界がつくられていきます。

　本書では、日頃からBOCプロバイダーの方々と約束している3つのことをお伝えしていきます。それは、基本的な口腔ケア（ベーシックオーラルケア：BOC）を「①行う②伝える③学び続ける」です。①「実際の現場でBOCを行う」、②周囲の人たちに「BOCの重要性についてあらゆる方法を用いて伝えていく」、さらにそのために、③「自分自身が学びを続ける必要があり、上記2つのアウトプットを重視し、インプットせざるをえない環境をつくる」ことについて繰り返しお伝えしていきます。

　この「行う、伝える、学び続ける」ことについては、各講座の冒

頭に毎回お話ししていて、月1回以上の講座のほか、ブログやホームページの記事の中で何度も言い続けています。「あぁ、私はまた同じことを言っているな」と、毎回飽きられるのではないかと思うこともあるのですが、大切なことや不変の思いは、BOC プロバイダーの目指す方向をしっかりと見定めるために何度でも言い続ける必要があると思っています。

　本書の中にも、「行う、伝える、学び続ける」の要素が各所に散りばめられています。もはやこの3つの言葉さえ意識の中にあれば、BOC プロバイダーとして十分ともいえるかもしれません。

　本書は3部構成になっています。第1章では、私たちがこの講座や "学び続ける仕組み" をつくるきっかけとなった医療および介護現場の課題から、BOC プロバイダーとは何か、また彼女たちはどのような人たちなのかを具体的にお伝えしていきます。第2章では、毎月1回以上行っている講座の内容の一部を講師の先生ごとにまとめて掲載し、最後に歯科医師である私が感想を述べています。BOC の講座について興味をもっていただけるように、どなたにでもわかりやすく、できるだけ簡潔に記載しています。何か気になるキーワードを見つけていただき、それをきっかけに口腔について、またオーラルヘルスについて興味をもつ第一歩にしていただければ幸いです。第3章では、それぞれの地域で奮闘している BOCプロバイダーたちの活躍をご紹介していきます。実際に BOC プロバイダーとして病院や介護施設、地域で活躍している方々が「行う、伝える、学び続ける」をどうやって実践しているのか。彼女たちはけっして特別ではなく、皆さんと同じように現場で口腔ケアを行い、ご家族の介護をしていた方々です。それぞれが自分自身の課題のみならず、医療や介護の現場での課題を解決するために奮闘しています。

本書で紹介する BOC プロバイダーの取り組みや思いに共感し、皆さんが新たな一歩を踏み出すきっかけにしていただけたなら、著者としてこれほどうれしいことはありません。BOC プロバイダーのコミュニティを活用して日々の疑問を解決させたり、「同じような課題があってさらにこうやって解決しました」といったような事例を共有したり、現場や学会といったそれぞれの環境とは異なる BOC プロバイダー同士、さらに地域や国も越えた横のつながりから、より良い医療が生まれ、提供できるようになることを願ってやみません。

2020 年 2 月
長縄拓哉

第 **1** 章

ベーシック
オーラルケア
（BOC）とは

　はじめまして、ベーシックオーラルケア（BOC）プロバイダー認定資格講座を統括している長縄拓哉と申します。このたびは本書をお手にとっていただきまことにありがとうございます、またBOC について興味をもっていただき、心から感謝申し上げます。

　本書では看護や介護現場で行われている口腔ケアの課題とそれを解決するための取り組みを章ごとにご紹介していきます。まず、それらを紹介・解説している著者について、簡単に紹介をさせていただきたいと思います。

　私は 2007 年に歯科医師となり、都内の大学病院に勤務していました。その 10 数年間は、口腔外科の病棟や外来、麻酔科、救命センターでの仕事に明け暮れ、空いた時間で研究し論文を書き、休日も病院で 1 日中過ごしているようなワーカホリック的な生活を送っていました。いつも病院にいる私は、いろいろな病棟や ICU（集中治療室）から相談される機会が増えていき、そこから院内の口腔ケアチーム、呼吸ケアサポートチーム（RST）のメンバーとしても、たくさんの患者さんにかかわることができました。また、チームとしての院内研修や新人看護師研修、そして病院全体に口腔ケアの重要性を伝える機会（全職員向けの医療安全管理講習会での講演など）をいただき、現職のベースになる活動としてたいへん有意義なものであったと感じています。

口腔顔面痛と遠隔医療

　私の専門は口腔顔面痛（Orofacial Pain）といわれる難治性疼痛のマネジメントです。大学病院在籍中に、この分野の研究が盛んに行われているオーフス大学（デンマーク）に留学していました。

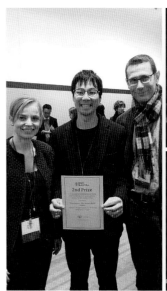
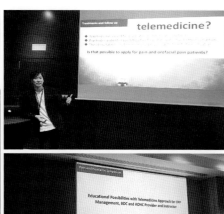
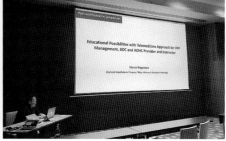

筆者のオーフス大学（デンマーク）留学時代。

そこでもいつものワーカホリック状態となり、朝から晩まで研究し、移動中のバスでも電車でも、旅行先のプールサイドでさえもずっと論文を書いていました。研究成果は、当時ボストンで開催された国際歯科研究学会（IADR）で表彰され、その後はご縁をいただいた学会の評議員やガイドライン作成委員としての仕事をさせていただくことになります。順風満帆に思われることもありますが、「患者さんの痛みを治す」ことについてはいつも悩んでいました。この口腔顔面痛には確立された診断方法や治療法がなく、いくら研究をして論文を書いても、またそれが世界で高い評価をされていたとしても、「結局患者さんの痛みを取ることはできない」という無力感が大きく、自分がやっていることに意味があるのかと悩んでいたのを

覚えています。それでも研究を続け、新しい痛みのマネジメント方法を模索し、精神科の先生方に交じって認知行動療法や動機付け面接などを学びました。また、お話が中心の痛み治療を遠隔で始めたことで、オンライン診療やデジタルヘルス、テクノロジーを応用した新しい医療の可能性に期待し始めます。現在は、診断が難しい口腔顔面痛を痛みの専門家ではない先生でも診断できるようなアプリやチャットボットの開発を通して、口腔顔面痛とデジタルヘルスを掛け合わせた取り組みを進めています。

デンマークと日本との関係

　これらの歯科における遠隔医療（オンライン診療）やデジタル

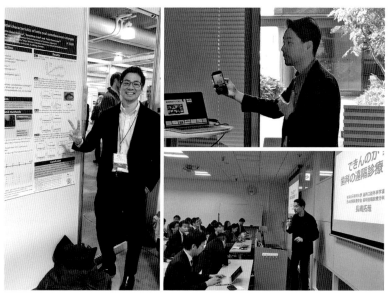

国際歯科研究学会（IADR2015、ボストン）で受賞したニューロサイエンスアワード（写真左）。歯科遠隔医療のレクチャー（写真右上下）。

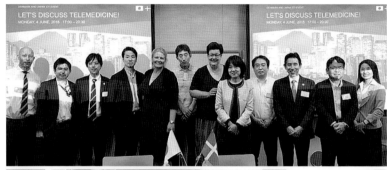

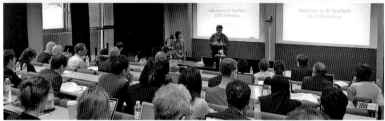

デンマークと日本のデジタルヘルス領域の共同プロジェクト（JD-teletech）。

ヘルスの取り組みは、デンマークと日本の共同プロジェクト（JD-teletech）としても進められています。デンマーク・オールボー大学や北欧諸国の企業と協力し、テクノロジーと医療を掛け合わせた医療が提供できるような研究開発を進めています。BOC プロバイダーの取り組みにも積極的な協力を得ており、2020 年にはオーフス大学およびオールボー大学での BOC ワークショップが開催される予定となっています。

　BOC プロバイダーの方々は間違いなく、日本と世界を口腔ケアで結ぶキーパーソンになります。今後も魅力的な講座とコミュニティをつくるために尽力させていただきます。

口腔ケアを取り巻く課題と背景

変化している口腔ケアの現場

　日本の医療および介護現場が直面している超高齢化にともなう社会保障費拡大や人口減少、労働力減少による社会・経済活動の縮小を受けて、AI や IoT、遠隔医療（オンライン診療）などを活用したデジタルヘルステクノロジーが急速に発展しつつあります。たとえば、高齢者施設入居者に対する遠隔見守りシステム（センシング）や介護ロボットによるケアの質向上、IoT デバイスによる業務負担の軽減などが期待されています。

　歯科においては、高齢者施設と歯科医をオンラインでつなぎ、看護師や介護士が現場で行っている口腔ケアを歯科医師が遠隔（オンラインビデオ通話など）でサポートする取り組みが進められており、口腔ケアに対する心理的ストレス軽減やケアの質向上に貢献しています。

　これらのデジタルヘルステクノロジー、オンライン診療の普及が期待される理由の一つとして、「病気は病院で治療する時代から、早期に退院（退院支援）し、在宅での治療やリハビリを行う時代に移行しつつある」ことが挙げられます。これまで病院やクリニックで行われていた口腔ケアも、在宅や訪問看護・介護の現場で行う機会が増えることになり、さらには一緒に暮らしているご家族が口腔ケアをせざるをえない状況になることも予想されます。

　しかし、実際の現場で行われている口腔ケアは、看護師や介護士、またご家族が自己流でなんとなく行っていたり、そもそも口腔ケアの必要性や効果、またリスクなども理解されずに行われていたりする現状があります。

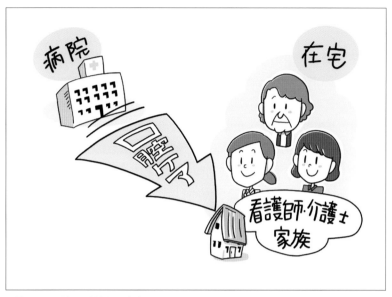

口腔ケアの現場は病院から在宅へ。

効果的な口腔ケア介入の裏にあるマンパワー不足

　歯科医師や歯科衛生士が行う専門的な口腔ケア介入により、肺炎発症率の軽減や認知機能低下抑制などが報告されており、訪問診療を積極的に行う歯科医師や歯科医院（在宅療養支援歯科診療所）の活躍が期待されています。しかしながら、要介護者の約9割に歯科治療および専門的口腔ケアが必要とされるのに対し、在宅療養支援歯科診療所の割合は 68,000 軒ある歯科医院のうちわずか9％と少なく、さらに訪問歯科医または歯科衛生士による介入があったとしても、通常週に1回程度の訪問診療しか行われていません。

歯科がない病院で口腔ケアの実践者は看護師や介護士

　厚生労働省によると、日本全国に病院が約 8,400 施設あると報告されています。さらに、その中で歯科がない病院が約 6,000 施設あるとされています。つまり、病院で口腔ケアを行っているほとんどは、歯科医師や歯科衛生士ではなく看護師や介護士、またはご家族の方々ということになります。前述したように、たとえ病院の中に歯科がなくても歯科の訪問診療は行われており、「歯科がない病院の約 8 割には歯科医師が訪問している」というデータがあります。ただ、いくら歯科医師が訪問診療を行っているといっても、その頻度は週 1 回程度ですから、やはり現場の口腔ケアは看護師

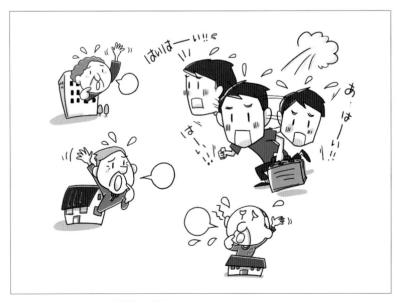

訪問歯科医師はまだまだ足りません！

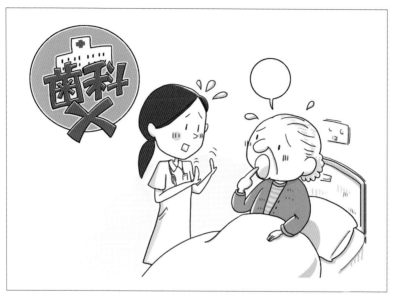

歯科がない病院が多く、現場では看護師や介護士が困っています！

や介護士が行っている状況に変わりありません。

　私自身、歯科がない病院や歯科医師が常勤していない介護施設、また在宅医療の現場で往診という形で歯科医療を提供しています。しかし、いずれの施設も週 1 回程度の往診です。看護師や介護士が、毎日多忙な業務のなかで口腔ケアを行ってくれていますが、さまざまな問題があるのも事実です。たとえば口腔ケアに割く時間がなかったり、ケアの方法がわからなかったり、気軽に相談できる先輩や同僚がいなかったり……。

　BOC の取り組みは、「現場で働く医療・介護従事者が困っている」という課題を解決するために、何かサポートできることはないか？と考え始めるところから始まります。現場の課題を一つずつ解決させていきながら、新しい教育の仕組みをつくっていきます。

口腔ケアはオンラインでサポート

　「口腔ケアのやり方がわからない」「困った時に相談できる人がいないという」現場の声を受けて、オンラインでいつでも相談できる環境があったらよいのでは？と考え、歯科のオンライン相談を試してみました。

　たとえば、介護施設に入居している利用者さんが「口腔内の痛みを訴えていて、舌が赤く腫れている感じ」と言っている時に、その施設にいる看護師の方と私をオンラインでつなぎます。「ビデオ通話越しに口腔内を診させてもらい、舌は緊急性のない症状や状態が確認できました。刺激の強い食事は避けて様子をみてください」と伝えます。その後訪問して、対面で舌の器質的変化や感覚の異常などを診察していきます。

　このように、現場で起きている不安や疑問をそのまま放置することなく、簡単に解決できるのがオンライン相談です。他にも、食事の風景をオンラインで観察することで、体位や食形態についてアドバイスすることができます。このアイデアは、現場で働く看護師や介護士の方々にも好評でしたが、その一方で、オンラインでの会話のやり取りに難しさを感じることもありました。

歯科のオンライン診療の課題

うまくいかないコミュニケーション

　ビデオ通話では、オンライン特有の音声の問題や通信速度が原因で会話が途切れてしまったり、相手の声が聞き取りづらかったりといったことがあります。たとえば「右下の奥歯を見せてください」と伝えたとしても、「はい、ここらへんですか？」と「いやそっち左じゃない？」といったような左右の間違い、こちらの声がうまく聞こえてないのかな？と感じるシーンを多く経験しました。「右下はブリッジですよね」と聞いても、「はい？何ですか？」といった具合でコミュニケーションがうまくいかないことがありました。

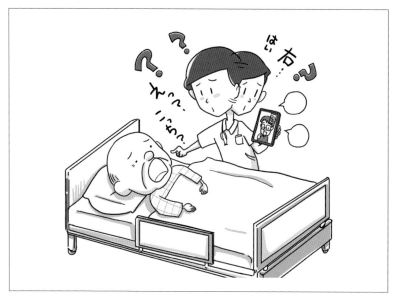

オンライン診療でたびたび起きるコミュニケーションエラー。

実はこの会話の問題は、後に「聞こえづらい」ではなくて、「言っていることが理解できない」だったことに気がつくのですが、始めた当初は「ネット環境のせいだろう」と思っていて、気にも留めていませんでした。

課題は根本的な口腔ケア教育の不足

　対面で患者さんの口腔内を診察する際には、歯科医と介護者は口腔内の所見を「指差し確認」して共有することが可能です。しかし、ビデオ通話では言語的コミュニケーションに頼らざるをえない場面が多くあります。この言語的コミュニケーションを行ううえで重要になってくるのが、介護者の歯科や口腔ケアに関する予備知識です。たとえば、口腔内の解剖学的名称や具体的なケア方法、またある程度は歯科治療に関する知識がなければコミュニケーションを円滑に行うことができません。お互いに画面越しでは左右がわかりづらかったり、やさしい言葉を使っているつもりでも専門用語が出てしまったり、「そこ」を見せてと言っても、「そこ」がどこかわからないというやり取りを多く経験し、根本的な教育不足が課題であると感じ始めました。

　これまで、現場で一緒に口腔内を観察したり、ケアを指導したり、指差し確認できる環境では気がつかなかった「知識不足」という根本的な問題が、言語的コミュニケーションしか使えないオンライン診療を通して露呈された気がしました。そもそも看護や介護教育において、口腔ケアに関する講義は２〜３コマしかなく十分ではありませんし、いまだに口腔ケアの教育は現場に入ってから独学、あるいは先輩から教わるというのが一般的です。もしかしたら、実際は誰もまともに口腔ケア教育を受けていないといっても過言ではないかもしれません。

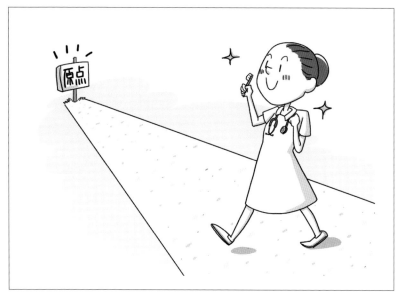

先進医療の前に原点に帰ろう！

先進医療の前に原点に帰ろう！

　医療や介護の現場にテクノロジーが普及し、現場の負担軽減を目指していても、まずは潜在的に存在していたと思われる「看護・介護者の口腔ケア知識の不足」といった課題を解決する必要があります。これらは一足飛びで手っ取り早くどうにかできるものではなく「本質的な口腔ケア教育の充実とそれを継続していくこと」によってのみ解決できるものと考えています。将来テクノロジーが進化し、現場で活用される時代が来るかもしれませんが、それに備えてこの根本的な問題を解決しておかなければなりません。

勉強会と開催後の変化

モチベーションや意識を高める勉強会

　オンライン診療がきっかけで感じた「口腔ケア教育の課題」を解決するために、私が訪問診療を行っている介護施設で、口腔ケアの勉強会を開催しました。口腔の構造から歯科疾患、口腔と全身とのかかわりについてお話ししました。手前味噌であり、完璧に主観的評価でしかありませんが、勉強会の開催前後で、職員のモチベーションや口腔ケアに対する意識が変化したのを感じました。たとえば、介護士が食事の介助している場面をケアマネジャーが動画撮影してくれていたり、口腔内から出血している（歯が折れてしまった）状態を写真撮影し、訪問時に見せてくれたりしました。口頭で過去に起こったエピソードを報告されるよりも情報量が多くわかりやすいため、より適切な対応が可能になります。何より、「今の状態を記録しておこう！」という思いは、毎日の何気ないケアをあらためて考え、その重要性を認識しながら行っている証だと思い、とてもうれしかったです。しかし、この意識の高さや良好なモチベーションもその一時だけで、数か月後には元の状態に戻っていました。

やる気を持続させるために

　このような口腔ケアに関する勉強会は全国各地で開かれています。今回の勉強会後の変化を見ても、おそらく全国で開催されている勉強会によって一時的に現場の状況は良くなっているのだと推察されます。とはいえ、それでも口腔ケアが行き届いていない、不十分な現状がある原因は、「そもそも人のやる気は続かない」ということに関係しているのかもしれません。人の熱は冷めるものだし、モチベーションは長くは続きません。この世の中に「口腔ケアを当たり前に行うもの」として定着させるには、継続して学べる、やる気を維持する仕組みをつくる必要があるのではないかと強く感じました。

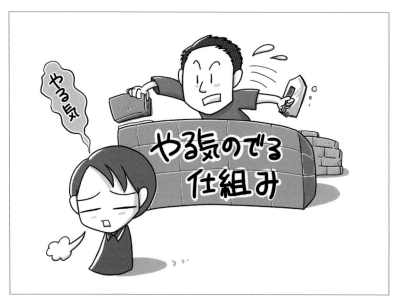

人のやる気は長続きしない……。

継続できる仕組みをつくろう！

　「口腔ケア」という言葉は、さまざまな場面や考え方によって使い分けられることがあります。病院や介護施設で行われている口腔ケアはどのような位置づけになるのでしょうか。皆さんが普段、病院や介護施設、または在宅で行っている基本的な口腔ケアは、「医師法 17 条、歯科医師法 17 条の解釈について」の通知の中に、「その規制の対象とする必要がないもの」として明記されています。「重度の歯周病等がない場合の日常的な口腔内の刷掃、清拭において、歯ブラシや綿棒または巻き綿子などを用いて、歯、口腔粘膜、舌に付着している汚れを取り除き、清潔にすること」、つまり、これらは歯科医師や歯科衛生士だけでなく、もちろん看護師、介護士だけでなく、自宅でご家族の介護をしている方々など、誰もが行える基本的なケアを指しています。

　この基本的な口腔ケア（ベーシックオーラルケア、BOC）は、誰もが行えるケアであり、また行わなければならないケアでもあります。しかし、基本的（ベーシック）といっても適切に行わなければ意味がありません。基本的なケアを行うことができる技術の裏付けには、そのための学びが不可欠です。

ベーシックオーラルケアで救える命がある！

　たとえばあなたが「道端で人が倒れている」のを見たとして、速やかに一次救命処置（BLS：Basic Life Support）を行うことができますか？　もちろんそのような状況は頻繁にあるわけではありませんが、いつ自分の身に降りかかってくるかわからない状況に備

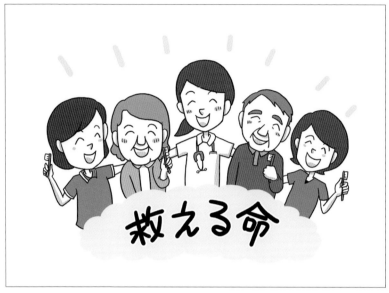

日常の口腔ケアは誰がやっても OK です。ベーシックオーラルケアで救える命があります。

え、「咄嗟にでも体が動くように、日頃から訓練をしておきましょう」といわれています。これと同じように、自分の身に突然振りかかってくる状況はベーシックオーラルケア（BOC）においても存在します。

　想像してみてください。あなたのお父さんが突然脳梗塞を発症しました。一命は取り留めたものの、半身に障害が残り、自分一人では歩くことも食事をすることも、歯を磨くことも難しくなってしまいました。病院では、治療がひと段落してあとは在宅や通院でのリハビリと言われました。同居しているあなたは食事を作って食べさせてあげるだけでなく、歯磨きもしてあげなければなりません。これまで他人の口の中など見たことはありません。お父さんは歯があるのだろうか？　入れ歯なのだろうか？　どのように歯磨きをすれ

ばよいのか、食べられるものって何だろう……。

　人生100年時代といわれるなか、家族のケアを行わなければならない状況が突然やってくる可能性があります。訪問看護師や訪問歯科医師は毎日来てくれるわけではありませんし、あなたがベーシックオーラルケア（BOC）を適切に行わなければ（誤嚥性）肺炎になってしまうかもしれません。

　ベーシックオーラルケア（BOC）は、BLSと同じように誰もが行えなければならない命にかかわる重要なケアです。適切に行うことで、肺炎の予防や感染症の重症化軽減、健康寿命を延ばすことができるかもしれません。直接的な救命処置ではないにしろ、私たちはベーシックオーラルケア（BOC）で救える命があると考えています。

ベーシックオーラルケア（BOC）が当たり前の世界

　病院や介護施設、在宅医療の現場で基本的な口腔ケア（ベーシックオーラルケア）が適切に行われるためには、ケアを行う方々の当事者意識が不可欠です。つまり、日頃なんとなく行っているケアの重要性や効果をあらためて認識し、自分ごととして積極的に行う人が必要です。ただ、これまでに課題として挙がっていた「単発の勉強会ではモチベーションが続かないこと」や「全国で口腔ケア勉強会が開かれているのに変わらない現状がある」ことを解決しなければ、当事者意識も徐々に失われていきます。

BOCプロバイダーはBOCのインフルエンサー

　ベーシックオーラルケア（BOC）が当たり前に行われている世界は、当事者意識をもって積極的にケアを行う人が多ければ多いほ

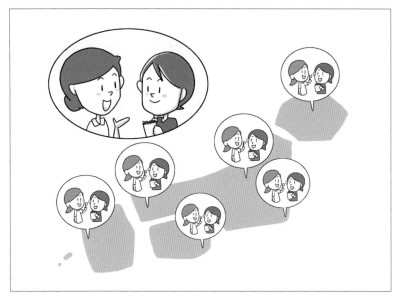

全国各地で活躍するたくさんの BOC プロバイダーが同僚に教えています！

ど早く実現されます。つまり、そのような意識の高い人たちを早急に育成していくことが必要であり、同時にその人たちのモチベーションを下げない工夫が求められます。

　そこで、（一社）訪問看護支援協会では、基本的な口腔ケア（ベーシックオーラルケア）の重要性や効果を伝え歩くインフルエンサー（先生）としての役割をもつベーシックオーラルケア（BOC）プロバイダーの育成を開始しました（BOC プロバイダー認定資格講座）。彼女たちは、病院や介護施設、在宅医療の現場でベーシックオーラルケア（BOC）を「行い」、さらにその重要性を周囲に「伝え」ます。彼女たちのようなインフルエンサー（先生）が増えれば増えるほど世界中にベーシックオーラルケア（BOC）が周知されていきます。

魅力的でおもしろい認定資格講座

さまざまな視点で口腔を捉える

　BOC プロバイダー認定資格講座では、さまざまな視点から口腔の役割を捉えるために、多職種の先生を講師にお招きしています。たとえば 2018 年 12 月に開催した東京公演では、ドクターメイト株式会社代表で皮膚科医の青柳直樹先生にご講演いただきました（P66 を参照）。

　「口腔内を見る前には顔の皮膚を診る」、「口腔周囲の皮膚を見て

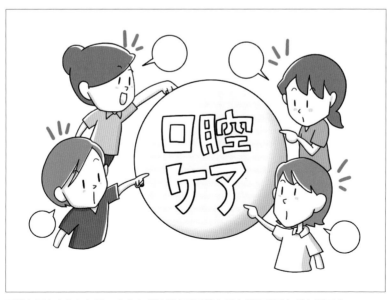

口腔ケアを中心にして、ささまざまな視点で口腔ケアを捉えることが大切です。

から口腔内を観察する」。当たり前のように思えますが、あらためて「ハッとする」ことが多くありました。帯状疱疹は皮膚科でも歯科でも遭遇するウイルス性疾患ですし、天疱瘡は皮膚症状の前に口腔内に変化が現れることもあります。診断に至らないまでも、この粘膜は正常なのか異常なのか、原因は何だろう？と考えることが早期発見につながり、命が救われることがあります。

　このように、一概に基本的な口腔ケア（ベーシックオーラルケア）といっても、口腔内だけ見ていれば良いわけではなく、全身の状態やトータルヘルスを考慮する必要があります。

手技・テクニックの前に知識の整理

　「ベーシックオーラルケア（BOC）を行う」ということは、もちろん「口腔内を触る」わけですが、そもそも口腔内にはどのような構造物があるのかご存じですか？　歯・舌・歯肉・口蓋・頬など、それぞれの役割は？　唾液が出るのはどこですか？　あなたが磨いている歯の名前はわかりますか？　その歯は虫歯ですか？　歯周病ですか？　もしかしてブリッジ？　義歯じゃないですよね？

　全身の状態はいかがでしょうか。口腔内に影響を及ぼす基礎疾患はありませんか？　糖尿病と口腔との関連は？　感染性心内膜炎の既往があります。ブラッシングをすると一過性に菌血症になりますが大丈夫なのでしょうか。

　ケアを行う場所やシーンによっても考えることは変わります。たとえば術前あるいは術後のケアなのか。どんな手術で術後はどのような状態になるのか。経口摂取は可能なのか、ICU で呼吸管理がされる予定なのか。移植手術で免疫抑制がかかるのかなど。

　口腔粘膜の変化を一つとっても、その原因は何なのか、腫瘍なの

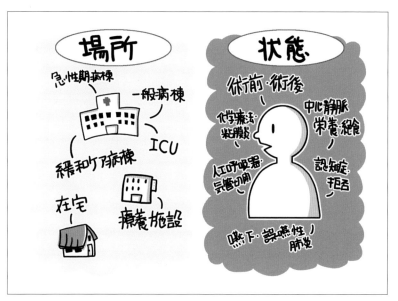

口腔ケアニーズの多様性。

か自己免疫疾患なのか薬疹なのか？　経過観察していたら命にかかわる天疱瘡のようなものなのか。がん化学療法もしくは頭頚部放射線治療にともなう粘膜炎なのか。易感染状態なのかも知れません。血液データも考慮しなければいけない。血小板はあるのか、凝固・線溶系は破綻していないか？　この出血は本当に止まるのか？　など。

　これらはほんの一部にすぎませんが、基本的な口腔ケア（ベーシックオーラルケア）といって口の中をきれいにする、汚れを取る方法やテクニックを学ぶ、実践することはもちろん大切ですが、口腔を触る前に考えなければならないことが山ほどあるのです。

お金と時間をかけずに学びを継続する方法

　基本的な口腔ケア（ベーシックオーラルケア）を行うためには、歯科の知識のみならず、全身状態と口腔との関連やご家族とのコミュニケーション、ケアにともなうリスクの把握や対応について、またケアを行うシーンや場所（たとえば ICU でのケアなのか、経口摂取はしているのか、口腔内に義歯やインプラントがあるのか？）など、必要な知識を一つずつ順番に、継続的に学ぶ必要があります。とはいっても、これらすべてをどのように学んでいけばよいのでしょうか。各地域で開催されている口腔ケア勉強会に参加することや学びを継続することは、時間（移動時間）もお金も膨大に必要で、とても続けていくことはできません。

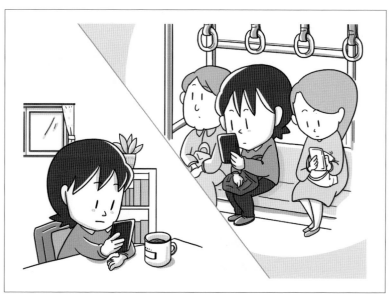

講座の動画はアーカイブされているので、いつでもどこでも見直すことができます。

BOC プロバイダー認定資格講座では、初回の講座受講時に BOC プロバイダー専用の SNS グループに招待し、「お金と時間をかけずに学びを継続する」ことを実践しています。

　グループ内では、定期的に関連記事や情報がシェアされており、その中にいるだけで嫌でも情報に暴露され、勝手に知識が向上していきます。また、地方在住の方やシフトの調整が難しい方、子育てで忙しく自分の勉強時間が自由に取れない方でも学びを続けることができるように、グループ内で毎回の講座をライブ配信しています。さらにその動画はアーカイブとして保存されていますので、いつでもどこでも見直すことができます。もちろんオンラインでだけでなく、各地で定期的に開催されている講座は、会場で受講することができます（すべて無料です）。

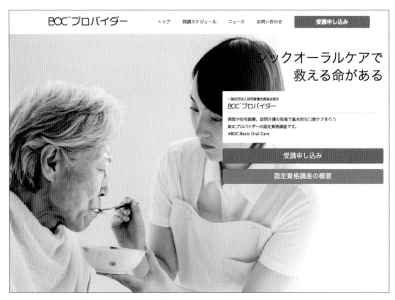

BOC プロバイダーのホームページ（https://boc-provider.info）。

口腔ケアに特化したコミュニティ

同じ思いの仲間がいる強み

　（一社）訪問看護支援協会では、前述したように BOC プロバイダーの方々を SNS の限定グループに招待し、学び続けることをサポートしています。受講生の中には、1回の受講で認定証がもらえることに価値を感じて受講を希望する方もいます。SNS グループへの参加は自由ですが、継続的な学びに積極的なプロバイダーは SNS グループの中で、定期的に投稿される話題や情報によって、インプットせざるをえない状況になります。また、彼女たちによる現場の疑問や課題についての投稿は、自分の置かれている状況との比較や、同じ問題を抱えた施設やプロバイダーにとっての問題解決の場になりますし、グループに参加するプロバイダーはプロバイダーの中でもさらにオーラルケア分野に積極的であるといえます。このような良好で視座が高いコミュニティに属しているというだけでモチベーションを高く保つことができ、プロバイダーとしての信頼度はさらに高くなります。実際彼女たちの活躍は、現場のケアや周囲の意識を変えています。このように口腔ケアに特化した信頼できるコミュニティは、他にないといっても過言ではありません。

　SNS グループでは、自分の現場で困っていることやちょっとした疑問を投稿することができます。グループの中には、「自分も同じように困った経験がある方」がいたり、「私はこうやってケアしてみたらうまくいったよ」といったアドバイスを得たりすることができます。たとえば、「自分の職場で困ったことがあっても聞ける人が誰もいない」といった状況であっても、このグループの中には同じような思いの人がたくさんいます。それぞれの講座を担当した

講師の先生もグループ内にいますので、専門的な質問にも対応可能です（協会への年会費や更新料もすべて無料です）。

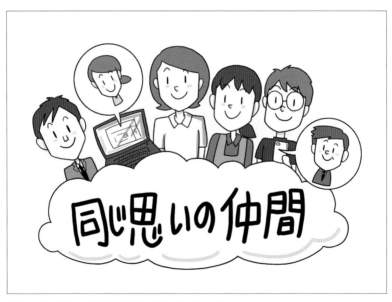

口腔ケアに特化した信頼できる仲間たちがいます。

「行う、伝える、学び続ける」を支援

「看護や介護で当たり前のこと」を言語化

　看護や介護現場の教育は、伝統的に先輩から後輩へ伝えられていきます。たとえば、新人看護師は先輩看護師の背中を見て学び、また毎回のケアやデータの管理などもフィードバックを受けながら丁寧に進められていきます。「先輩の学びは後輩に伝えられる」という伝統は、今でも現場では当たり前に行われています。

　BOC プロバイダーとしての心構えである「行う、伝える、学び続ける」は、実は看護や介護現場で毎日当たり前に行われていることをあらためて言語化しただけです。新しい革新的な技術を前にすると、受け入れるのに時間がかかるものですが、このように普段の業務の延長線上にあるものを少しアレンジするだけですので、変化に抵抗を感じることなく取り入れやすくなります。

客観的なデータや事実に基づいて伝える（信頼と責任がともなう）

　「先輩の学びは後輩に伝えられる」というすばらしい伝統がある一方で、その内容については精査していく必要があります。つまり、これまで看護教育や口腔ケア教育の現場で伝えられていたことが、「先輩方の主観と経験による情報や技術」であった場合、少し問題があります。BOC プロバイダーとして伝える際には、その情報に信頼と責任がともないます。

　本講座では「何をどのように伝えるか」と同時に、客観的なデータや事実に基づいて伝えることを心がけています。介護現場での口腔ケア介入による肺炎の予防率や、義歯洗浄剤の使用時間によ

るプラーク除菌率など客観的な数字を示し、またその研究の限界（limitation）や信頼性（reliability）、バイアスリスク（Risk of bias）についても考慮し、責任をもった発信を心がけています。

　医療は日々進歩しています。たとえば、昨日まで「少量のお酒は体にいい」といわれていたにもかかわらず、「お酒は少量でも体に良くない（お酒に適量はない）」という信頼性の高いがデータ報告されると、昨日までの当たり前や常識が一瞬で覆る世界です。そのような世界でこれまで推奨されているケアや考え方が、来年はまだしも 10 年後も同じというのは考えづらい状況です。

　新しい情報をいち早くキャッチして、現場のケアや教育に活かす

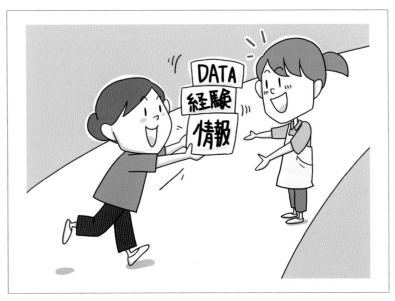

看護や介護現場の教育は、伝統的に先輩から後輩へ伝えられていきます。

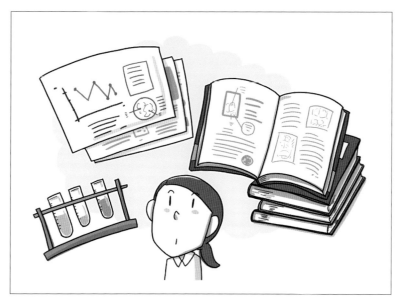

客観的なデータや事実に基づいて伝えることが必要です。

ためには、みずからが前のめりに、積極的に学び続ける必要があります。とはいえ、学びを自主的に続けることは簡単なことではありません。そこで重要になるのがアウトプットです。

アウトプット（行動）がさらなるインプットにつながる

　BOC プロバイダーは、積極的にアウトプットを行うため、インプットする機会を必然的につくり出します。たとえば「基本的な口腔ケア（ベーシックオーラルケア）を人に教える」、「職場で勉強会を開催する」ためには、自分の考えや取り組みなどをスライドにまとめる過程で、よりわかりやすく伝えるための言葉遣いやデザイン、また先ほど述べた客観的なデータや事実の元になる文献チェックな

ど、おのずとインプットせざるをえない機会に恵まれます。勉強会
が好評であれば噂が広がり、別の部署からの勉強会の依頼や、ケア
についての質問が殺到することになります。「勉強会を開催した」
という一つのアウトプット（行動）が、さらなるインプットにつな
がっていきます。

新たな取り組みやその一歩を踏み出すきっかけに

　しかし、いざ BOC プロバイダーになったからといって、情報発
信を行動に起こすことは簡単ではありません。そこで、本書の第3
章に、現場で活躍しているプロバイダーの取り組みや彼女たちの考
えなどを掲載しています。読み進めているうちに共感できる考え方
や今後の取り組みの参考になる活動などもあると思います。彼女た
ちも皆さんと同じように、現場の課題を考え、どうやって解決した
らよいのか悩んでいます。プロバイダーたちの事例や思いを参考に、
新たな取り組みやその一歩を踏み出すきっかけにしていただけたら
幸いです。

BOC 講座を学び直すきっかけづくりに

　「BOC プロバイダー講座を受講したことで学びを考え直すきっ
かけになった」という声があります。これまでも口腔ケアに興味は
あり、各地で開催されている口腔ケア勉強会の存在は知っていたけ
れど参加したことはなかったという方が、BOC プロバイダー認定
取得をきっかけに、他の口腔ケア勉強会にも積極的に参加するよう
になっています。BOC プロバイダーのグループでは、毎月の講座
のライブ配信や情報提供を行っていますが、それでは足りずさらに
学びたいという気持ちで、各地で開催されているセミナーを受講し

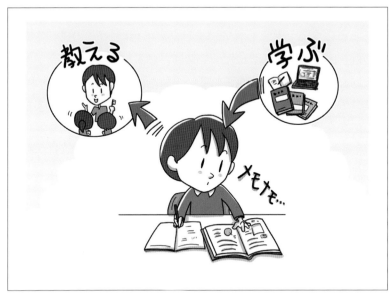

BOC プロバイダーの姿勢。「教えるために勉強する、学び続ける」。

ています。学びに貪欲なプロバイダーの皆さんを誇りに思いますし、彼女たちが日本の口腔ケアを支えています。

正解はないが考え続ける

　日々の臨床においては、実は「エビデンスが確立されていないのに当たり前に行われていること」や、現場の状況によって変化する「間違いではない」ことがあふれています。

　愛知県で在宅医療を専門に行っている石黒　剛先生（いしぐろ在宅診療所）が講義の中で「在宅医療の現場にいると、患者さん一人ひとりの状態を考慮して医療を提供するのはもちろん、その方々の

生活や価値観、これまでの人生などのすべてに思いをよせて診療を
するようになる」と言われていました。さらに、「その過程で考え
るのは、医学的な正解やエビデンスは、必ずしもその場の最適解で
はない」ということを説明されていました。

　講義の中では、石黒先生自身のおじいさまを看取った時のお話を
していただきました。

　「誤嚥を繰り返しているが冷たい水が飲みたい、とろみは嫌い、
飲めてないけど『うまい』という」

　おそらく先生自身が病院医だったら、「誤嚥しているから経口摂
取はできない、栄養は経鼻胃管で、または点滴で」と言われるかも

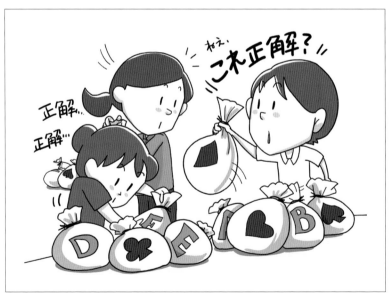

正解のない問題を BOC プロバイダー同士で一緒に考えていくことが、患者さんの状
態を改善させる最適解を見つける手助けになります。

しれません。でも、在宅医療の現場にいるとそれは患者さんにとっての幸せではないのかもしれないとも考えます。口に含んだ冷たいお水はすべて肺に入ってしまったかもしれませんが、それでもおじいちゃんは「うまい」と言います。さて、これは間違った行為なのでしょうか。

　同じように、たとえば歯科医学的に正しい、教科書どおりの治療は在宅医療の現場では不適切な場合があります。つまり、医学的なエビデンスとそれぞれの現場でのエピソードは、さまざまな状況を考慮して選択することが求められます。エビデンスがすべてではありませんし、ケアに正解がない場合も多々あります。とはいえ、知らなければ話にならない基本的な知識やエビデンスを軽視することもできません。

　医療の現場はこのようなことが日常茶飯事であるにもかかわらず、自身の専門外の口腔ケアの内容となると、現場のさまざまな状況を理由に正しい判断ができず、考えることをあきらめてしまうケースがあります。一人の疑問は全員で共有することに価値がありますし、同じ疑問をもっている方がグループ内に必ずいます。また、ディスカッションの経過を観察しているだけでも新たな気づきがあります。答えのない問題をプロバイダー同士で一緒に考えていくことが、患者さんの状態を改善させるための最適解を見つける手助けになりますし、反対意見にもふれることで、自分の思い込みやバイアスが外れ、より良いケアにつながっていきます。

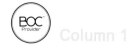

実は先進国？
日本が世界に発信できる口腔ケア

　口腔ケアに関する根本的な教育を見直して新しい形に
リデザインし、そして日本中に普及させるという私たち
の取り組みは、口腔ケア現場で多くの課題をもつ日本の
医療や介護現場のニーズに合致しています。また口腔ケ
アにともなうさまざまな臨床的なメリットは、既に多く
のデータから示されており、それを伝え歩く BOC プロバ
イダーの社会貢献性はきわめて高いと推察されます。

　デンマークに長年暮らしていた本講座の講師の一人で
ある島田明子先生の講義の中で、世界中の人が日本の口
腔ケアの現場と技術・知識に高い興味・関心をもってい
ることが示されました。それは、日本で日常的に行われ
ている高齢者に対する口腔ケアは、世界ではまだ行われ
ていないからです。日本はすでに超高齢社会を迎えてい
ますが、ヨーロッパ諸国はこれからです。
　つまり、今日本で行われているような口腔ケアは、将
来自国でも行う必要がある重要なケアであると興味津々
なのです。このように、世界には日本の口腔ケアに関す
る研究データを欲している方々がいます。ただ、残念な
ことに、日本のデータや情報の多くは学会発表にとどまっ
ていて、論文になっている研究はそれほど多くありませ
ん。

　このようなことから、BOC プロバイダーのグループで
は積極的にアウトプットする機会をつくろうとしていま
す。論文としての発表もその一つですし、デンマークの
病院や介護施設への視察を通して日本の現状や技術を伝
える機会（ワークショップ）を設けています。日本の口
腔ケア技術や BOC プロバイダーの取り組みを、今後も積
極的に世界に発信していきたいと考えています。

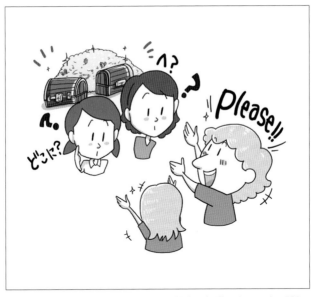

世界中の人が日本の口腔ケアの現場と技術・知識に高い興味・関心
をもっています。

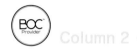

口腔ケアに精通している
BOC プロバイダーの役割

　先日、和歌山の BOC プロバイダー（看護師）から連絡があり、勤務している病棟の患者さん（抗血栓療法中）の口腔内から出血があり止まらないという相談がありました。動揺歯周囲の歯肉から出血しているとのことでしたので、患者さんはおそらく歯周病だろうと想像しました。抗血栓療法×歯周病の歯肉出血は、出血点がわかりづらかったり広範囲であったりと止血に苦慮することがあります。通常は、エピネフリン含有の局所麻酔などを併用した圧迫止血を試みますが、現場に歯科医師はおらず、ボスミン® などの使用は原疾患の病状を考慮して主治医から許可がおりませんでした。

　これはいわゆる歯科のオンライン相談（D to P with N）です。電話で現場状況を想像して適切な助言をする必要があります。こちらからは歯肉出血の特徴や止血方法を伝え、看護師は現場の状況を伝えてくれます。その時の会話は、医学用語も歯科用語も、看護師が日常的に使用している略語なども飛び交い、さらに血が止まらない焦りからとても早口でしたが、BOC プロバイダーである彼女の的確な判断と対応のおかげで、今回は適切に止血処置が行われました。

　ここで考えなければならないことは、たとえば看護師が使う医学用語が理解できない歯科医師と、歯科医師が使う歯科用語が理解できない看護師が話していたらどうなっていたか？ということです。そもそも、多職種連携で必要な共通言語の知識がなければ止血どころではありませんし、現場の興奮を察知しながら、あらぬ誤解を招

かぬよう、落ち着いた対応が求められます。

　国は医師の偏在化や医師・看護師不足の解消や医療資源不足の解決策として、オンライン診療を挙げています。今後ますます充実が図られていく可能性がありますが、オンライン診療におけるコミュニケーションの課題を解決するためにも、BOC プロバイダーの役割が重要になってきます。もともと十分な医学知識をもった看護師が、さらに歯科や口腔ケアに精通している BOC プロバイダーとして現場にいることで、今回のケースのような適切な対応が可能になります。

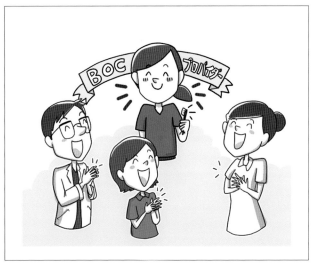

多職種チームの現場において、歯科や口腔ケアに精通している BOC プロバイダーの果たす役割は大きいです。

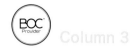

医療・介護現場の負担を軽減する
口腔ケアグッズ

　世の中には歯ブラシ、歯間ブラシ、フロス、洗口剤など、口腔ケア用品があふれています。ドラックストアに行くと、驚くほどの歯ブラシが棚一面に陳列されていて、この中から自分にあったものを選ぶことは、歯科医師でもなかなか難しいものです。

　歯科医院に定期的に通院している方やメインテナンスを受けている方は、歯科医師の先生や歯科衛生士が薦める歯ブラシを購入すればよいでしょうが、病院や介護の現場での口腔ケアグッズはどのように選べばよいのでしょうか？

　たとえば、患者さんが入院時に必要になるパジャマやタオル、コップなどを揃える時に、「歯ブラシも用意してくださいね」と言われます。さて、どのように選択しますか？　誰に相談しますか？　術後に、あなたが選んだ歯ブラシを使って口腔ケアを行ってくれるのは誰ですか？　かかりつけの歯科医ですか？　歯科衛生士さんですか？

　ICU で口腔ケアを行うのは ICU の看護師です。病棟で口腔ケアを行うのも看護師です。つまり、口腔ケア用品は、患者さんの入院時の状態変化を把握しながら、実際に口腔ケアの実務を行う看護師が使いやすい製品を選択することが大切です。

　とはいえ、看護師さんにどのような歯ブラシがよいか
と聞いても、ただでさえ忙しい業務時間内に説明してい
る時間はありませんし、一緒に買い物に行くわけにもい
きません。そのような時に「歯ブラシに"BOC"のマー
クが記載されているものが売店にあるのでそれを使って
ください」と一言いえばすべて解決するようなオーラル
ケアグッズがあれば、看護師は説明する時間が省けます
し、患者さんは数ある歯ブラシの中から自分に合った歯
ブラシを簡単に探すことができます。
　忙しい医療・介護の現場の負担を少しでも軽減するた
めに、一目でわかる BOC のロゴが記載された口腔ケア
グッズの開発を進めています。

　最近では、患者さんのリストバンドのバーコードで患者情報を読み取ったり、指示はすべて電子カルテ上で行ったり、それを一つずつ承認していく方法でミスのないように業務を行っています。しかしテクノロジーの進歩に合わせて使用する側の教育も並行して行わなければ宝の持ち腐れになります。BOC プロバイダー講座では、少しずつではありますが、新しい技術やデバイスにふれ、苦手意識を解消するための機会を設けています。

　たとえば、BOC プロバイダー講座の SNS グループで行っていることは、最近人気のある Web 上で展開されるオンラインサロンと同様の仕組みです。講義のライブ配信を行っていますが、撮影の現場（実際の講座）に参加することも可能です。また、講座で取り扱う内容についても、遠隔 ICU や介護現場のオンライン相談サービス、VR 技術を用いた新しい歯科医療の可能性にふれるなど、少しずつ未来の医療への準備に取り組んでいます。もし、将来オンライン診療が普及することになったとしても、現場のコミュニケーションを支えるのは必然的に BOC プロバイダーとなりますので、ヒューマンエラーを減らすための新たなリスクマネジメント方法や情報共有方法を現場に導入し、それがオンライン診療でも応用できる仕組みになるようにつくり上げていくことが必要だと考えています。

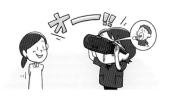

第2章

多職種
×
ベーシック
オーラルケア

　第1章では、ベーシックオーラルケア（BOC）は誰もが行えなければならない口腔ケアであることをお伝えし、その「ベーシック」なケアを行える背景には、さまざまな視点からの知識や技術の積み重ねが必要であることを述べました。

　それらは一回（1日）の講座で身につくものではなく、口腔ケアを取り巻くさまざまな領域からの学びを継続することで、少しずつレベルアップしていきます。そのための学びをみずから続けることは容易なことではありませんが、BOC プロバイダー講座（訪問看護支援協会）では、毎回の講座のおもしろさや他の口腔ケアセミナーにはないアプローチ、またオンライン配信や独自のコミュニティを駆使して、プロバイダーの方々の学びをサポートしています。

　第2章では、そのような BOC プロバイダー講座の内容の一部を、講師の先生ごとに少しずつ紹介していきます。本章で紹介している内容は、世に溢れている教科書のような、口腔ケアの方法や知識を順番にわかりやすく伝えているものではありませんが、一般的な教科書を読むより、口腔ケアについて興味がもてるかもしれないと思っています。毎月行われている講座の雰囲気や温度感を感じていただけるように、できるだけ本書の中に落とし込むことで、読むと「なんだか元気が出る！　明日も口腔ケアを頑張ろう！」と思っていただけたら幸いです。

各領域の専門家が考える口腔ケア

　皆さんが「口腔ケア」から連想することはどのようなことですか？たとえば、口腔ケアの手技やテクニック、口腔環境が全身の病気に

どのような影響を与えるのか。口腔ケアに用いる器具の選択や使い方、またはマウスリンスやマウスジェルはどうやって使用すれば良いかなど、日頃から行っている口腔ケアを思い浮かべて、さまざまなことが連想されると思います。

　さて、全身の病気に口腔内の細菌が深く関与することや、口腔ケアの基本的な手技などを学ぶことで、皆さんが現場で行っている口腔ケアが今よりも実施しやすく、上手にできるようになるかもしれません。しかし、これらの知識は口腔ケアを行うきっかけとしては必要ですが、十分ではありません。

　ベーシックオーラルケア（BOC）を行ううえでは、皆さんが普段扱っている口腔の「構造・機能」や「歯周病とはそもそもどういった状態なのか」「どのような治療すると改善するのか」「嚥下とは何か、誤嚥とは何か、唾液とは何か、肺炎とは何か」などについての知識があることが前提としてあります。もっとも重要なことは、基本的なケアの裏付けとなる根本的な医学知識です。たとえば、「摘便をするのが上手でも消化管の構造や粘膜の状態についての知識が少ない」や「患者さんに酸素マスクをつけることはできるけど、呼吸のメカニズムを知らない」というようなもので、基本を知らずに口腔ケアの手技だけ上手になったとしてもそれはナンセンスです。

　BOC講座では、明日から使えるテクニックを学ぶことができますが、それ以上に根本的な医学教育を大切にしています。プロバイダーの皆さんが現場で口腔ケアを上手に行えるのは、その裏付けとなる基礎知識があってこそです。学びに近道はありませんし、実践していることは一見地味ですが、もっとも大切なことをコツコツ続けていくことが必要です。

　口腔ケアは、その関連する知識すべてをもって行うことが理想ですが、もしかするとそれは不可能なことかもしれません。口腔ケアの専門家と思われる歯科医師や歯科衛生士でさえ、患者さんの全身の状態をすべて把握してケアを行っているわけではありませんし、医師や看護師でさえも口腔ケアに必要な知識をすべてもっているとはいえません。しかし、それぞれの専門家の知識や技術を出し合って補い合えば、チームとしてより精度の高いケアができるかもしれないと思っています。

　そこで、BOC プロバイダーの講座では、口腔領域の専門家である歯科医師の講義と他職種から見た口腔をテーマに講義を進めています。つまり、講師である医師の専門領域と口腔を掛け合わせた講義を行い、そこに歯科医師がいることで、口腔についての知識を補い、内科的な内容は医師が解説する。それを聞いたプロバイダーが現場で実施し、さらに周囲へ拡散していく。不明なことや疑問に思っていることは多職種が在籍している BOC コミュニティでディスカッションし、専門家の意見を反映させて解決に導きます。

　それぞれの医療の専門家が「口腔」について語る機会は稀だと思いますが、自分自身の専門領域と専門外の「口腔」を掛け合わせて講義を行うことをきっかけに、それぞれの専門家自身が口腔やオーラルヘルスを自分ごととして認識します。また、口腔ケアに対する当事者意識をもった専門家が周囲に情報を拡散することで、これまで口腔ケアについて考えたことがなかった領域の皆さんが、その重要性に目を向けるきっかけになるかもしれません。

　それでは、実際の BOC プロバイダー講座での講演内容の一部を
ご紹介していきましょう。それぞれの専門家は、自分の専門領域と
口腔との関係をどのように考えているのでしょうか。皆さんの今後
のケアや学びのきっかけにしていただければ幸いです。

2-1

集中治療 × ベーシックオーラルケア

中西智之 先生

集中治療医
株式会社 T-ICU

PROFILE ―――――

2001 年、京都府立医科大学医学部卒業。熊本赤十字病院心臓血管外科、横浜
市立大学麻酔科、守口生野記念病院救急科部長などを経て、2016 年に株式会
社 T-ICU を設立、代表取締役社長に就任。現在も手術などを行い、臨床現場
との接点をもち続けている。日本集中治療医学会専門医、日本救急医学会専門
医、日本麻酔科学会専門医。

　集中治療の現場（ICU）で働いている医師は、口腔ケアについてどのように考えているのでしょうか。歯科医師や歯科衛生士の立場から口腔ケアを診るのではなく、集中治療における口腔ケアを「集中治療医の視点」で解説していただきました。

　ICU での口腔ケアを考える前に、まず ICU とはどのようなところで何が行われているかを整理するところから始めましょう。

集中治療って何？

　集中治療が行われている場所はどこかご存じですか？　たとえばテレビドラマ「救命病棟24時」や、一瞬の遅れが命とりになる「コード・ブルー」のような状況を思い浮かべる方もいるかもしれません。もしかしたら、集中治療室（ICU）と救急外来（ER）がごちゃ混ぜになってしまっているかもしれません。

　集中治療は、通常ICUで行われています。ICUは、テレビや映画で特集されているような、急変ばかりでバタバタしている現場ではありません。重症の患者さんがいることは事実ですが、術後や救命処置の後で比較的落ち着いている状態で入床しています。ICUの中では、医師、看護師、臨床工学技士、理学療法士など、多職種がそれぞれの専門性を発揮して治療を行っています。

集中治療の課題：専門医の地域偏在

　皆さんはICUで集中治療を行っている医師は集中治療の専門家（専門医）だと思いますか？　もし皆さんやご家族がICUに入床していたとして、その治療を行う医師が集中治療専門医（以下、集中治療医）だったとしたら、それはじつは幸運なことかもしれません。

　集中治療医は日本全国で約1,600人います。医師全体でみるとたった0.5%です。日本にICUは約1,100室ありますが、集中治療医とICUの数を単純に割ってみると、一ICUあたり1.5人ほどの専門医がいる計算になります。一見足りているようにみえますが、専門医は首都圏の病院に偏在しています。つまり「自分の家族が入院することになるICUには一人も専門医がいない」かもしれません。

　ICUでの治療は、集中治療医が複数名で行った方が生存率や治

療効果の向上、死亡率の減少などが報告されていますので、専門医がいることに越したことはありません。しかし、少ないうえに偏在があるため、5～10人所属しているICUと0人のICUがあるという状況です。複数人の専門医が協力して行うというより、そもそも一人も専門医を配置できていないICUが700室ほどあります。

専門医不足の解決策としての遠隔医療

専門医がいないICUへ遠隔医療を応用した取り組みがあります。遠隔地にいる専門医が、専門医がいないICUでの診療をサポートする取り組みです。これを遠隔集中治療（Tele ICU）といいます。集中治療専門医とICUをオンラインでつなぐことで、症状や検査データの共有、治療方針についてディスカッションなどを行うことができ、専門医が現場にいなくても質の高い治療を行うことが可能になります。

このTele ICUは、アメリカではすでに20年以上の歴史があり、科学的にも効果が実証されています。たとえば、すぐれた9つの論文をメタ解析した結果、Tele ICUの有効性として、ICU死亡率が17％減、要因死亡率が26％減、ICU入室期間が0.63日短縮したことなどが示されています。また、集中治療医がかかわると、深部静脈血栓症（DVT）や人工呼吸器関連肺炎（VAP）の予防がしっかりできるため、早期離床、早期退院が可能になります。結果として医療費が抑えられることもあり、医療経済の観点からもTele ICUへの期待が高まっています。

集中治療医のテクニック

集中治療医は人工呼吸器の管理と感染症治療を得意としていま

す。たとえば、酸素濃度を60%より低い値で、状態の悪い肺をどうやって維持するのか？　または人工呼吸器が必要となる病態や使用期間などの判断を得意としています。しかし、人工呼吸器の管理と感染症の治療を得意としていても、合併症が起こってしまうことがあります。それが人工呼吸器関連肺炎（VAP）です。

　感染症治療の原則として、「①感染の存在と重症度の正確な認知（本当に感染症なのか）、②治療（臓器、原因微生物、抗菌薬）、③治療効果の判定」が挙げられます。また、感染症の際に誤解してはいけないデータに「熱、白血球、CRP（C反応性蛋白）」があります。高熱、白血球数の増加、CRP上昇となったとしても感染症であるとは限りません。

　ちなみにICUでは体温が38.3℃以上あると発熱と考えます。熱が出るシーンはたくさんあり、たとえば術後に熱が出ることもあれば、ICUで使うさまざまな薬の影響で、薬剤性に発熱することもあります。ドレーンやCVカテーテルを入れることで熱が出ることもあります。これらはすべて感染症ではありません。
　一般的に感染症で白血球数は上昇すると思われていますが、重篤な感染症では逆に白血球が減少することがあります。白血球数だけで判断することはやめましょう。

肺炎を疑うのはどのような時？

　では、肺炎はどのような時に疑うのでしょうか？　たとえばX線画像の浸潤陰影がある、SpO2の低下、呼吸数の上昇など、身体所見を取ったうえで複合的に判断していきます。肺炎の重症度を判定する項目として、年齢、脱水の有無、SpO2、PaO2、意識、血

圧などがあります。ここにも「熱、白血球、CRP」は入っていません。熱が上がっているからといって抗菌薬を変更してしまったりしないように、治療効果判定においても意識することが重要です。

VAP の予防法は人工呼吸器を外すこと

当たり前ですが、人工呼吸器を使っていなければ VAP は起こりません。つまり、VAP のいちばんの予防法は人工呼吸器を外すことです。研究データとして VAP の予後の悪さが明らかになっており、入院患者の 3 ～ 4％に発症、人工呼吸器装着開始 5 日以内の発症率 3％、VAP による死亡率増加 20 ～ 55％、医療コストの上昇など、が挙げられています。

VAP の発生機序と予防

VAP にはさまざまなリスク因子が存在します。その一つに口腔内のプラーク（口腔細菌）があります。口腔細菌は誤嚥性肺炎の原因になるため、誤嚥のリスクが高い方はできるだけ口腔内がキレイな方が良いのですが、人工呼吸器装着中はさらに口腔細菌が増えてしまう傾向にあるので注意が必要です。

たとえば、口が開きっぱなしになりがちで口腔内が乾燥しますし、口から食事をしないため唾液の自浄作用も期待できません。また、鎮静がかかっているため、唾液が咽頭から気管に垂れ込みます。さらに胃液の逆流、副鼻腔炎、吸引操作などにより VAP が発症することもあります。

これらの因子を除去することで VAP になりにくい環境をつくることができますが、さまざまな要因が関係するので、一つ除去すれ

ば良いというものではありません。日本集中治療医学会の「人工呼吸器関連肺炎予防バンドル2010改訂版（VAPバンドル）」では、①手指衛生を確実に実施する、②人工呼吸器回路を頻回に交換しない、③適切な鎮静・鎮痛をはかる。特に過鎮静を避ける、④人工呼吸器からの離脱ができるかどうか、毎日評価する、⑤人工呼吸中の患者を仰臥位で管理しない──の5つの項目が挙げられています。

クロルヘキシジンによる口腔ケア

　海外ではどうでしょうか。米国医療改善研究所（Institute for Healthcare Improvement；IHI）が提唱するバンドルでは、クロルヘキシジンによる口腔ケアが推奨されています。しかし、日本ではアメリカと同程度の高濃度クロルヘキシジンを使用することができません。日本でもクロルヘキシジン含有の口腔ケア用品は存在しますが、200倍以上薄く、薬効が期待できる濃度ではありませんので注意が必要です。口腔内の細菌（バイオフィルム）は機械的に除去する必要がありますが、その後の歯垢付着や殺菌効果を期待するのであれば、クロルヘキシジンと同じイオン系抗菌剤である塩化セチルピリジウムが有効です。細胞膜に吸着して殺菌作用が期待できますし、海外で使用されている濃度と同程度での使用が可能です。

遠隔ICUで口腔ケアのサポート

　集中治療医は、口腔ケアの重要性をわかっていたとしても、口腔ケアの専門家ではありませんし、口腔ケアが得意な看護師が現場にいるかどうかもわかりません。根本的な口腔ケア教育はどの専門領域にも必要ですし、そこにBOCプロバイダーの存在意義があります。さらには、歯科の遠隔医療（歯科オンライン診療）を活用する

際には（D to P with N）、現場にいる BOC プロバイダーが適切な遠隔コミュニケーションを行ううえで不可欠な存在になると考えています。

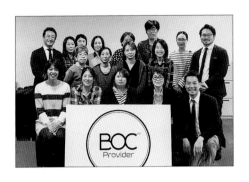

From my perspective

ICU での治療は、集中治療専門医と他科医師、看護師、臨床工学技士、理学療法士などが協力して行っています。口腔ケアにおいても、現場の医師や看護師のサポートを受けて歯科医師、歯科衛生士がケアを行ったり、歯科医師によるアドバイスを受けた看護師が口腔ケアを行ったりといったように、それぞれの専門性を掛け合わせて行う必要があります。

ただ、集中治療の現場で歯科医師にアドバイスを求めようと思っても、歯科医師は通常現場にいません。そこで、ICU に一人でも BOC プロバイダーがいると、全身状態を考慮しながら口腔ケアを行うことができます。ケースによっては、ケアに難渋することもありますが、BOC のコミュニティ内で情報を共有しながらアドバイスをもらい、オンライン診療（相談）を通してより良いケアを提供することが可能になります。

現場で口腔ケアチームがつくれない環境であっても、世界中にいるプロバイダーが連携して最適解を考えることで、より良い医療（ケア）を提供することが可能です。

2-2

循環器内科
×
ベーシックオーラルケア

福田芽森 先生

循環器内科医

PROFILE

循環器内科医としての診療に加え、予防医療やポジティブ心理学を重んじる観点から産業医業務にも従事。また、医療情報が玉石混交である情報化社会の中で、正しくわかりやすい医療情報を伝えたいという思いから、Yahoo! ニュース個人などでサイエンスライターとしても活動している。

　実は歯科治療のほとんどが手術（外科処置）であり、治療には出血をともなうことが多いです。口腔ケアの際にも出血することがありますし、さらにブラッシングだけで一過性に菌血症になることが知られています。

　循環器疾患を有する方の治療や口腔ケアを行う際には特に気をつけたいものですが、循環器内科医は口腔ケアについてどのように考えているのでしょうか。

　循環器内科では生活習慣病をメインに扱います。そのため、患者さんには食事や運動の大切さを伝える必要があります。また、循環器疾患を診ていると、急に死の場面に直面することもあり、死生観について考える機会が多くあります。病気を告知されてから、ある程度今後の治療や生き方について考える時間がある疾患もあれば、循環器疾患のように、そういうわけにはいかない病気もあります。

　たとえば、ある日あなたが突然病院から呼び出され「お父さまが心筋梗塞で、命が危ない状態です。もしもの時、救命のため、人工呼吸器はつけますか？心臓マッサージはしますか？」と言われたとします。朝、あんなに元気に家を出て行ったのになぜ……とあなたは思うかもしれません。このような場合、正常な判断ができず、戸惑いが生じ、家族や本人にとっても不幸な選択をしてしまうことが少なくありません。そのようなことにならないためにも、普段から大切な人と死について考えることは重要です。死について考えることはけっしてネガティブなことではなく「ポジティブに今を生きる」ことにつながります。

循環器疾患のリスク因子となる歯周病

　歯周病は歯だけではなく、糖尿病や心臓病、関節炎、誤嚥性肺炎など、全身に影響を及ぼすことが知られています。たとえば、歯周病に罹患している方はしていない方と比較して 1.5 ～ 2.8 倍循環器病を発症しやすく、歯周病は動脈硬化のリスクファクターともいわれるようになってきました。また、動脈内のプラークや動脈瘤の部位から歯周病菌が検出されたとの報告も多数されています。

　歯周病は「口の生活習慣病」といわれています。高血圧に対する

減塩、健康的な食生活、適度な運動、禁煙、十分な睡眠といったことと同じように、生活習慣病としての歯周病を予防するために、適切な口腔ケアが重要になります。

Floss or Die（フロスするかそれとも死か！？）

「Floss or Die」。1997 年にアメリカ歯周病学会（AAP）が口腔ケアの重要性を伝えるために発表したキャッチコピーです。若干過激な印象を受けますが、歯周病は心臓病以外にも多くの病気との関連が指摘されており、歯周病予防がどれだけ大切かということを表しているのでしょう。患者数も多く、歯周病は 2001 年に「世界でもっとも蔓延している病気」としてギネスブックに登録され、日本人でも成人の約 8 割が感染しているという報告があります。

心臓病患者が歯科治療を受けるときの注意点

心臓の基礎疾患がある患者さんが歯科治療を受けるときにもっとも注意すべきことは、感染性心内膜炎（IE）の予防です。IE は、血液中に入った細菌が心臓の弁などに感染し、増殖する病気で、重篤な合併症を引き起こすため注意が必要です。歯科治療を受けた際には、治療内容によっては血液中に細菌が入り込むことがあり、治療の前に抗生物質を服用するなど、感染予防が必要な場合があります。しかし、そもそも抗生物質の投与よりも、日頃から口腔内を清潔に保つことが、予防として何よりも重要です。

先進治療で延命しても口腔内環境が原因で命を落とす

　感染性心内膜炎は、過去と比較しても有病率や治療成績に変化がありません。この背景には、患者像の変化があるとされています。以前はリウマチ性弁膜症を背景にもつ例が多くありましたが、近年は弁硬化症をもつ高齢者や、人工弁使用者、透析患者などの割合が増え、複雑化しています。また、原因となる菌の変化も指摘されています。

　人工弁でいえば、たとえば経カテーテル大動脈弁治療（TAVI）です。これまで、合併症が多く長時間の手術に耐えられないとされた方や、肺が悪く人工呼吸器を使用する手術ができない方などにも適用可能な治療法で、本邦でも 2013 年から保険適用となり徐々に件数は増え、2017 年には年間 6,000 症例を超えました。しかし TAVI も人工弁なので、そこに細菌が付着すると IE になる点は、心臓手術で入れる人工弁と同じですので、注意が必要です。

手術の前には歯科受診が必須

　そのため、TAVI の手術の前には必ず歯科の受診をしていただきます。TAVI に限らず、口腔内の環境を良好な状態にしてからでなければ心臓手術は行いません。たとえば、術前の診察で口腔内が不衛生であり、治療すべき歯があることがわかると、手術を歯科治療後に行うべく、必要があれば延期をします。それほど、口腔内の環境について重要視しています。カテーテル治療が進歩して長生きできるようになったとしても、口の中が不衛生であることがきっかけで命を落としてしまうことは、たいへん悲しいことです。

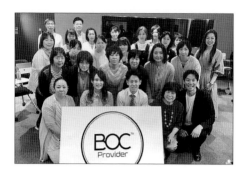

 From my perspective

　福田先生から、講義の後に今日学んだことを用いて、「誰か（家族、友人、同僚、患者、患者家族など誰でも）に『今日中に』口腔ケアの大切さを伝えてください」というメッセージがありました。

　ラーニングピラミッド（学習の定着率）を見るとその理由がわかります。学習の定着率は、何より「他の人に教える」ことでもっとも身につくといわれています。

　BOC プロバイダーの役割である「伝える」にもあるように、誰かに伝えていただくことで知識が定着していきます。なぜ「今日中に」なのかというと、エビングハウスの忘却曲線からもわかるように、人は忘れる生き物で、一日経つと前日の出来事の約 70％が忘れ去られているという結果が出ています。できるだけ早く、できれば当日中に誰かに伝えましょう。

2-3

皮膚科
×
ベーシックオーラルケア

青柳直樹 先生

皮膚科医
ドクターメイト株式会社

PROFILE

千葉大学医学部医学科卒業。千葉市立青葉病院で初期研修を終了後、千葉大学皮膚科に入局。皮膚科では一般診療に加えて皮膚悪性腫瘍を専攻し、皮膚がんの手術を手がける。医師になってから医療介護連携が充分でないことが多いことに疑念を抱き、2017年に介護施設向け医療サービスを手がけるドクターメイト株式会社を設立。超高齢社会の中で少しでも良い医療介護連携が実現できるように日々奮闘中。

　口腔粘膜を診察しているのは口腔外科医、歯科医師だけではありません。皮膚科の診察では、口腔内に何かしらの主訴がある場合、口腔内を観察しながら顔面の皮膚も診ています。

　皮膚疾患には、口腔外科疾患とオーバーラップするものが多々あり、たとえば、口腔粘膜の扁平苔癬は、食べ物や口腔内の金属によるアレルギー、または原因不明のものも多くあります。天疱瘡は口腔粘膜に初発することもありますし、それを見逃すと全身にあっという間に広がり、肺炎なども合併しやすく命にかかわるので注意が必要です。

遠隔医療相談サービス「ドクターメイト」

　介護現場では、在宅や病院同様、またはそれ以上に予想外なことが日々おきています。そのような状況に対し、すぐに相談できる相手がいなかったり、不安な状態で日々のケアを行ったりしている現状があります。たとえば「全身に皮膚症状があり、病院から薬はもらっているが、介護現場でどのようにケアすればよいのかわからない」といったケアについての疑問や、皮膚科医が見れば即座に診断がついてしまう皮膚疾患であっても、現場のスタッフはどうしたら良いかわからずに困ってしまうケースがあります。「ドクターメイト」は、そのような時にタブレット端末などを用いてすぐに専門の医師に相談でき、現場に安心を届けることができる遠隔医療（オンライン）相談サービスです。

皮膚科が口腔を語る機会は少ない

　口腔内を専門に診る皮膚科医は少ないと思いますが、皮膚疾患で口腔内に症状が出る疾患はたくさんあります。ただ、口腔内の所見だけで一本取りするようなことはほとんどないので、全身の症状と照らし合わせて「この疾患は口腔内にも症状が出ますね」というように口腔内を確認することが多いです。

皮膚疾患（口腔疾患）の代表格「カンジダ」

　皮膚科の日常診療でよくある疾患の一つにカンジダがあります。口腔カンジダ症は拭っても取れない白色病変で、高齢者や免疫抑制薬を服用している患者さんに多く見られます。口腔内にカンジダが見えるということは、そのまま食道の粘膜にも広がっていると想像

する必要があります。

　治療法は、アムホテリシンＢをはじめとする抗真菌薬がメイン
です。アムホテリシンＢのうがい薬（ファンギゾン®シロップ）
は口腔内で含嗽後、それを飲み込んで食道にも効かせます。アムホ
テリシンＢは、消化管からはほとんど吸収されませんので、高齢
の方にも使用しやすいという特徴があります。一方で、ミコナゾー
ルは消化管から吸収されます。カンジダは人間の正常細胞に近い構
造をしているため、カンジダを殺菌すると正常の細胞にまでダメー
ジを与えてしまうことがあります。嚥下機能が低下している場合に
はミコナゾールの口腔内ゲル（フロリードゲル®）を検討します。
しかし、フロリードゲル®は併用禁忌薬が多いので、使用する際に
は注意が必要です。

水泡症は口腔内もチェック

　水泡症の代表的なものに天疱瘡があります。天疱瘡は全身に水ぶ
くれができる前に70〜80％の方に口腔症状が出現するといわれ
ていますので、口腔ケアの際に粘膜が剥がれたり、水泡を見つけた
りした場合には、全身の皮膚も確認してみてください。すでに皮膚
に水泡ができていることがあるかもしれませんし、これから出現し
てくるかもしれませんので十分な経過観察が必要です。

薬疹はなんでもあり？

　薬疹はどのような薬でも出現しますし、どのような形でもあり得
ます。たとえば、「この皮膚は薬疹の症状ですか？」と聞かれても、
「そうかもしれないしそうじゃないかもしれない、なんとも言えな
い」ことが多いので、その患者さんのここ最近のエピソードから判

断します。最近薬が変わったとか、症状が出てきたタイミングを総合的に判断して診断します。

BOC 講座で薬疹の話をする理由

薬疹を疑った際には、必ず全身の粘膜を診察します。まずは目、口腔、陰部です。粘膜に症状がある薬疹は重症の薬疹として扱われます。塗り薬では対応できないケースがあり、ステロイドの静脈内投与が必要になります。

また、「目がゴロゴロしませんか？ 口内炎があったりしませんか？ おしっこの時痛みはありませんか？」と質問することも粘膜の症状を発見することに有用です。

固定薬疹、口腔の前に皮膚を見よう！

固定薬疹は口腔周囲、赤唇と皮膚の境目に色素沈着が出やすいので、口腔ケアの際に気づくことがあるかもしれません。よく観察して、変化があれば薬を確認してみてください。口腔ケアを行う際には、口腔の前に皮膚を見ましょう。

顔の半分が赤く特徴的に腫れる丹毒という病気があります。これは皮膚から感染して発症することもありますが、口腔内から感染して発症することもあります。たとえば「口腔ケアを行った後に顔が腫れてきてしまった！」となったら、「もしかしたら口腔内の感染が顔に広がってしまったかも？」と考える必要があるかもしれません。溶連菌感染後糸球体腎炎という合併症を引き起こすこともあるため、抗菌薬を 2 週間程度、長めに投与してしっかり治す必要があります。

帯状疱疹の早期発見

　帯状疱疹は口腔にも症状が出るウイルス性疾患です。帯状疱疹ウイルスは神経節に隠れており、症状は神経の走行に沿って出現します。帯状に症状が出るので帯状疱疹といわれています。三叉神経第１枝領域に症状があり、鼻尖部に皮疹が出現していることをハッチンソンサインといいます。このサインがあると眼病変を合併しやすく、視力障害を起こす可能性もあるので眼科の受診が必要です。

　帯状疱疹が治った後も、神経症状だけ残ることがあります。軽く皮膚に触れただけでも激痛が走るアロディニアとよばれる症状や、口腔内の感覚変化、耳が聞こえなくなったり、顔面の麻痺が起きたり、ラムゼーハント症候群にも注意が必要です。帯状疱疹のいちばんのリスクは年齢です。特に高齢患者さんの多い現場で遭遇することが多くあると思います。

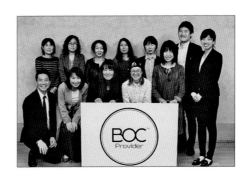

From my perspective

　在宅や訪問歯科診療の現場でも、口腔内だけを観察するのではなく皮膚の質感や手足の変化にも気づけるように、日頃から意識して全身を見ながら口腔ケアを行う必要があることをあらためて感じました。

　皮膚科と歯科は同じ口腔内を観察する科として、共通点が多くあります。カンジダや帯状疱疹などは、在宅や高齢者施設などでも遭遇する頻度が高く、症状を後に残さないためにも早期に対応する必要があります。

　青柳先生の講義の中で印象に残っているのは、口腔内特有の匂い、たとえば歯周病や歯性感染症の独特な匂いがあるのと同じように、有棘細胞癌特有の匂いがあるそうです。皮膚科の病気の中で唯一、目をつぶってもわかるといわれています。

消化器内科
×
ベーシックオーラルケア

田中由佳里 先生

消化器内科医
仙台厚生病院

PROFILE

2006年、新潟大学医学部卒業。機能性消化管疾患の研究のため、東北大学大学院に進学し、ストレスと過敏性腸症候群の関連をテーマに研究と臨床に従事。東北大学医学系研究科を経て、2019年から現職。

田中由佳里先生は新潟大学医学部をご卒業後、東北大学などで機能性消化管疾患の研究に従事されています。米国消化器病学会や日本、欧州消化器病学会でも表彰され、世界的に活躍されている先生です。

　現在は医療系メディアでも消化器病についての情報を発信しており、専門家が少ない機能性消化管疾患を啓蒙する活動を積極的にされています。

「食べる」と腸の動き

　まずは「食べる」と腸の動きの関係について考えてみましょう。食べることや噛むことにより腸が動き、便意を感じます。胃酸の濃度は普段 pH2 ～ 3 ほどですが、食べることで中和されて pH 5 ～ 6 になります。食べることで胃が膨らみますが、その膨らんだ筋肉と神経の刺激が脳に信号として伝わります。これらの信号は、食べる環境や食べ方によって変化します。

　たとえば、医療従事者の皆さんはお昼の休憩時間もろくに取れず、忙しい業務の合間に急いで食べる、食べるというより「入れる」といった状況があったりで、後でお腹が痛くなってしまうこともあるかもしれません。食べるスピードや環境、ストレスによって、腸の動きも変化します。

腸は寝ていると動かない

　腸は 24 時間のうち、いつ動いているかご存じですか？　実は寝ているときに腸は動きません。経皮的に大腸の動きを測定すると、食べると動くことや寝ているときには動かないことがわかります。つまり、たとえば「寝る直前に食べる」などの不規則な食事習慣は、消化管にも負担をかけてしまうことがありますので、注意が必要です。

歯の本数と食べられる食べ物の関係

　歯がたくさん残っていれば、たくあんやアワビの刺身といった硬いものが食べられます。一方で、歯がない方は軟らかいものしか咀嚼できません。とはいえ、歯がない方が軟らかいものばかりを食べ

ているかといえばそうではなく、噛まずに飲み込んでいる場合も多くあります。このような方たちは、慢性便秘症が多い気がしています。厚生労働省のデータを見ても、便秘の自覚症状がある方と歯周病で歯が抜けてしまう年齢（50 ～ 70 代）には相関関係があるようです。

便秘の治療は学校で教えてくれない

　ちなみに便秘の治療やメカニズムについてどのくらい知っていますか？　便秘は、世界では 0.7 から 79%（中央値 16%）、欧米では国民の 50% が便秘症だといわれている国があるほどメジャーな症状なのです。しかし、便秘の治療は口腔ケアと同じように学校では教えてもらえません。卒業後、現場に出てから先輩から教わることが多いと思います。便秘も口腔ケアも「遭遇する頻度は高いのに誰もちゃんと教えてくれない」というのが共通点かもしれません。

口腔内細菌叢と全身疾患との関連

　口腔の炎症が動脈硬化のリスク因子になることやアテローム性硬化症、肝障害、消化管障害に影響する可能性が知られていますが、さらに早産にも影響しているといわれています。妊娠さんに禁煙などの生活習慣の改善指導を行う際には、口腔ケアの指導も同時に必要です。

　好気性菌と嫌気性菌を考えてみると、口は酸素を吸うから基本的には好気性菌が多く、お腹の中の菌の環境とは異なるといわれていました。口腔細菌は好気性だから肺炎になるのはわかるけど、お腹は酸素がほとんどなくなってガスばかり。大腸は嫌気性菌メインですから口腔細菌とは違うと思われていました。しかし、歯周ポケッ

トの中の歯周病菌は嫌気性菌で、大腸がんの粘膜の上にも付着していることが報告されています。歯垢1mgの中には、細菌が1億個以上あるといわれていますし、これが腸管に流れていくわけですから、何らかの影響があってもおかしくありません。

ストレスで変化する口腔環境

　身体にストレスがかかるとCRH、ACTH、コルチゾールなどの分泌が増加します。実はこれらのホルモンは唾液からも出るので、ストレスを測定する際に唾液を採取することがあります。口は全身の変化に対するアラートサインをつねに出している可能性があります。口腔の炎症が全身に影響するというのはもちろんですが、口腔の変化を早期に捉えること、または口腔の環境をつねに良好な状態にしておくことがとても重要です。

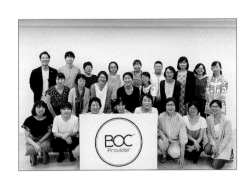

From my perspective

　糖尿病と歯周病の関係や、感染性心内膜炎の原因菌に口腔細菌があるという情報は歯科医療従事者にとっては周知の事実です。しかし、口腔の細菌をつねに飲み込んでいるのに、「飲み込んだ先の消化管に口腔細菌がどのような悪さをしているのか」についての情報は不十分であり、今回あらためて学ぶ機会になりました。

　口は消化管の入口ですので、口腔の環境が消化管に影響することは容易に想像できます。最近の研究では、大腸がんと口腔細菌（歯周病の原因菌であるフゾバクテリウム）の関連が指摘されていたり、口腔と消化管は神経や消化液など、多様な媒体で情報交換をしていたり、もちろん「噛むこと」や「食べること」とも密接に関係していることが明らかになっています。

　頭頸部の放射線治療では、口腔粘膜炎がほぼ100％出現します。しかし、食道の粘膜炎へのアプローチや、胃ろうから経口摂取に移行する際に、これまで使っていなかった食道がどのような反応を起こすのか、嘔吐が起きるメカニズムなどについては詳しく学んでいませんでした。今回は、口腔と消化器の関係について、消化器内科医の目線から、またエビデンスを絡めてたいへん貴重な機会となりました。

2-5

栄養
×
ベーシックオーラルケア

新行内ゆり 先生

管理栄養士

PROFILE

歯スティバル代表。ビジネスマン御用達「会える管理栄養士」として、細胞レベルで食を愛すをキャッチフレーズに活動中。一生美味しいごはんを食べるために歯科の予防も伝えている。

第 2 章 -3（皮膚科×ベーシックオーラルケア）のように、口腔内の環境や全身状態を考慮して治療を行うのは医師や歯科医師ですが、全身の健康に携わるのは彼らだけではありません。

　2018 年 12 月の東京公演では、新行内ゆり先生に栄養士から見る歯の大切さ、食事の楽しみについてご講演いただきました。

歯科健診の結果に衝撃を受けた栄養士

　歯科健診の際に自分の口腔内の問題を指摘され衝撃を受けました。「自分は人を健康にしたいから栄養士になったのに、自分の口腔内が全然健康じゃなかった！」。歯科健診をきっかけに、歯科に興味をもち始めました。食べること、話すこと、そして笑うことができるのは歯があるからです。歯がないと食べられない、笑うこともできない、生きている意味がないかもしれないとまで思うようになってきました。

栄養指導を通して歯周病のリスクを共有

　栄養士として予防医療という視点で活動していますが、口腔内の環境と全身疾患とのかかわりについても伝えていく必要があると感じています。たとえば、栄養士として糖尿病や高血圧症の患者さんへ栄養指導を行う際に、歯周病による動脈硬化のリスクや糖尿病治療への抵抗性についても伝えていく必要があると感じています。歯を失う原因の第一位は歯周病です。栄養士の立場から、栄養指導を通して歯周病のリスクを共有し、自分の歯で食べる喜びも伝えていきたいと思っています。

栄養士が主催する歯科イベント

　目の前の患者さんに対する栄養指導や歯周病のリスクについて情報を共有することも大切ですが、ツイッター（@ yuri_gyochi）などの SNS を使った情報発信を通して、歯の大切さを伝える活動を行っています。さらに、「歯スティバル」というイベントを主催し、歯科医師のみならず、歯科衛生士やさまざまなインフルエンサーを

巻き込み、歯の大切さを伝えています。歯や栄養に関心がない層へのアプローチとして、音楽やエンターテインメントの力を駆使して、無関心層へのアプローチを積極的に行っています。

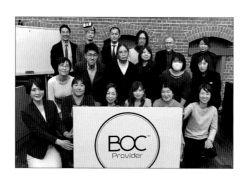

From my perspective

　新行内先生は、栄養士でありながら歯の大切さを広めるための活動や、歯科医師や歯科衛生士、栄養士、理学療法士の先生方と協力してイベントを開催するなど、積極的に活動されています。

　栄養士の視点からも、歯が健康でないと食事が美味しく食べられなかったり、健康寿命が短くなってしまったり、臼歯で噛むことの大切さ、咬合の安定により認知症の進行が予防できたりと、歯には重要な役割がたくさんあることを伝えています。

　在宅や介護の現場では、特に美味しく楽しく食事をしていただきたいものです。歯科医師と栄養士が連携し、より楽しい食事が提供できるように努めていきたいと思います。

2-6

腎臓内科
×
ベーシックオーラルケア

森維久郎 先生

腎臓内科医
赤羽内科・腎臓内科（開業予定）

PROFILE

1990 年生まれ。三重大学医学部卒業。千葉東病院勤務。2020 年に赤羽で腎症予防クリニックを開業予定。

他科と口腔との関連について、集中治療現場でのVAP予防、循環器病と口腔細菌、皮膚科で診る口腔粘膜などは想像しやすいかもしれません。

　しかし、腎臓内科と聞いても、腎臓と口腔との関連についてピンとこない方も多いのではないでしょうか。「歯周病と糖尿病」といわれれば、「糖尿病→腎臓病」と気づいていただけるかと思います。

腎臓病と重症化予防のためのマネジメント

　腎臓病の患者さんのフィールドは、病院の中ではなく日々の生活習慣です。食事療法や運動療法、また重症化を予防するためのマネジメントが大切です。これらを地域に密着して提供することと同様に、歯科治療、口腔環境を改善させることも重要といわれています。腎臓の治療は医師任せにはできませんが、同じ生活習慣病である歯周病の治療も同様です。

10 人に 1 人が慢性腎臓病

　慢性腎臓病（CKD）の患者さんは日本に約 1,300 万人います。つまり 10 人に 1 人が慢性腎臓病です。ちなみに、日本の子どもの数は約 1,500 万人ですので、私たちが街を歩いていて見かける子どもの数と同じほど腎臓が悪い方がいます。世界的にみても腎臓病患者は増加傾向にあり、たとえばインドでは、砂糖の入った甘いお茶やカレー、ナンなどで高血糖から糖尿病になり、さらに腎臓病になるという負のサイクルで増え続けています。

透析の原因と医療費

　透析の原因は生活習慣病が 6 割を占めます（糖尿病や高血圧症）。日本の透析患者さんは約 30 万人で国民医療費の 10％を占めています。

　たとえば千葉県の透析患者さんは約 13,000 人、新規透析患者は 1,753 人、年間の医療費は 815 億円です。ちなみに JR 千葉駅の再開発費用が 180 億円といわれていますので、どれだけ大きい額かがわかります。

　腎臓は、体液の調整、造血、骨、毒素排泄、血圧、筋肉、ミネラル維持などに関与しています。腎臓病の方は、透析がエンドポイントになりますが、透析を受ける前に心疾患などの合併症で亡くなってしまうことが多くあります。

　また、腎臓が悪くなると、握力、膝の伸展力、歩行速度などの身体機能が低下し、サルコペニアになる確率が上がります。透析患者の身体機能は健常者の約半分まで低下しているといわれており、1日の半分以上をベッド上で過ごしている患者さんが 12.7%いると報告されています。

　このような患者さんを減らすにはどうすれば良いでしょうか。定期的な歩行習慣は透析を遅らせ、死亡率を減らすことがわかっています。また、平均血圧が高ければ高いほど腎臓が悪くなるスピードが速いことや、運動や食事を含めた生活習慣の改善により、腎臓を守ることができることがわかっています。しかし、CKD で高血圧がある人は 58%、透析患者さんでは 84%、CKDstage4-5 で血圧目標を達成できている人は 25%しかいない現状があります。たとえば、1 日 6g を目標に減塩を達成することは難しいかもしれませんが、味が薄くなる印象を与えずに、「胡椒やわさび、ニンニクもいいよ！」など、代替案をお話しして、少しでもストレスを感じることなく目標を達成できるようにサポートしていく必要があります。

歯周病と腎臓病

　重度歯周病患者は、中等度以下の歯周病患者と比較して、心疾患

や末期腎臓病による死亡率が有意に高いと報告されています。また、歯周組織の炎症部位が大きいと腎機能が有意に低下しているといわれています。

　歯周病を放置しておくと動脈硬化や高血圧につながります。腎臓病の患者さんは味覚閾値が上昇していると報告されており、満足感を得るために塩分摂取量が増えてしまうことがあります。歯周病治療によって動脈硬化のリスクを減らし、血糖コントロールを行う事で腎臓の障害を抑えられるかもしれません。また減塩や口腔ケアにより味覚の改善が図れる可能性があります。

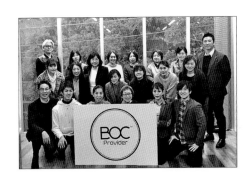

From my perspective

　口腔と腎臓との関係を考える前に、まず腎臓はどのような役割を果たしているのか、腎臓が悪くなると全身にどのような影響があるのかをお話しいただきました。

　重度の歯周病が糖尿病の状態に影響したり、治療抵抗性であったりとさまざまな悪影響を及ぼすことが知られていますし、糖尿病では、味覚や口腔内の感覚変化が起こるといわれています。高血圧治療においても、口腔環境の改善および口腔ケアの重要性が指摘されています。食事についても、よく噛むことで、糖が少しずつ吸収されていきます。血糖値の上昇を抑えるためにも、良好な口腔環境であることが不可欠です

心療内科
×
ベーシックオーラルケア

松村雅代 先生

心療内科医
株式会社 BiPSEE

PROFILE

筑波大学卒業後、株式会社リクルートを経て、Case Western Reserve University へ留学し MBA（経営学修士号）を取得。米国医療系 IT ベンチャー Skila Inc. Skila Japan 代表等を経て、2002 年岡山大学医学部医学科に学士編入し、2006 年医師国家資格を取得。岡山大学病院 総合診療内科・横浜労災病院 心療内科にて心療内科専門研修を修了。臨床と並行し、株式会社 NTT データ等で産業医を務める。現在も週 1 回、都内の医療機関で外来診療（発達障害）を担当している。

「歯医者は怖いところ」と、苦手意識がある方も多いのではないでしょうか。いくら口腔環境が全身の健康に影響するといった事実があったとしても、歯科受診のハードルが高ければ予防どころではありません。

　子どもの頃から「歯医者は楽しいところ」であったならば、大人になってからも定期的に歯科を受診する習慣ができるかもしれません。

生涯を通じた歯科の大切さ

　たとえば高齢の自分が在宅で医療を受けている、自分一人では病院に行けない状態であったとします。もちろん歯科医院にも自力ではいけない、虫歯や歯周病を放置していたことにより、セルフケアにも限界がある。このような時に日頃から定期的な歯科受診をしていて、口腔環境が良好に維持されていれば大きな問題にはなりませんが、まだまだ日本は予防歯科への意識が低く、さらに歯科は「痛い、怖い」といった印象が根強く残っているのが現状です。定期的な歯科受診のためには、幼少期から歯科に対する怖いイメージをもたない習慣が大切です。

VRで楽しく？歯科＝怖い・痛いを軽減

　歯科治療時にVR（Virtual Reality：仮想現実）を用いて、画像を見ながら姿勢を矯正し、子どもが協力的に治療に参加できる仕組みを開発し、サービスとして提供しています（BiPSEE医療XR）。歯科医院が嫌いなお子さんに対してもAR（Augmented Reality：拡張現実）を用いて、歯科医院の中を動物園や、海中にして探検することで、「歯科＝怖い」という固定観念を壊すアイデアを実装しています。

見ているもので痛みが増減？

　痛みはさまざまな環境因子により変化することが知られていますが、私たちが見ているもの次第でその感覚は変化します。たとえば、痛みをともなうリハビリテーションを、VRを用いたゲームにすることで、通常なら激しい痛みをともなう運動も、VRを通せば行う

ことができるようになります。歯科の治療でも、恐怖心を和らげる効果がありますし、摂食・嚥下に関連するリハビリテーション、痛みをともなう顎関節のストレッチなどにも応用できる可能性がある取り組みです。認知症やLGBTの体験VRと同様に、口腔ケアを行う状況や、実際にされる側になってVRで体験するということも、日頃のケアの意識改革に有効かもしれません。

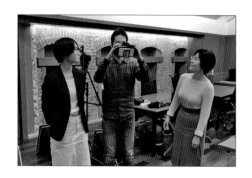

 From my perspective

　VR（仮想現実）は医療のさまざまな場面で活用され始めています。手術や教育現場でのシミュレーションや、VRリハビリテーションでの治療効果、有効性も報告されています。

　これまで、幻肢痛の治療や注射針の刺入点を視覚的にずらし痛みを軽減させるために、鏡を用いた実験や錯覚が応用されてきましたが、VR技術を応用すれば、視覚的なギャップを容易につくることができます。慢性疼痛の研究や新しいマネジメント法としてのVR、デジタルヘルスに期待が高まっています。

2-8

在宅（訪問看護）× ベーシックオーラルケア

道祖尾綾乃 先生

看護師

PROFILE

京都保健衛生専門学校 看護三年課程卒業。京都総合病院にて手術室・救急・外来・緩和ケア医療に13年従事。在宅医療へ魅了され転換。サ高住・院内在宅部門立ち上げ、在宅診療所看護師長・訪問看護ステーション立ち上げに従事。訪問看護テーション管理者に従事する傍ら、地域・病院への講演、企業や個人向けに医療・介護制度と選択について講演活動を行っている。所得資格：看護師・介護支援専門員・認知症ケア専門士・認知症管理指導員・リンパ浮腫医療従事者・医療的ケア教員・ACLS・フットケア指導士など。

看護師ならびに BOC プロバイダー・インストラクターであり、訪問看護ステーションの運営、認知症のケアを専門とされている道祖尾綾乃先生に、認知症や精神疾患に関連する口腔ケアの現場や課題についてお話ししていただきました。

ポジショニングが大事

　口腔ケアを行う際には、そのポジショニングが重要です。理学療法士や作業療法士は、身体に拘縮がある方や寝たきりの方のリハビリ、機能訓練をする際に、適切なポジショニングを取ることを大切にしています。それと同じように、口腔ケアを行う際にも口腔内だけ見れば良いわけではなく、首や肩、顔面の筋肉の動きを見ながら、リラックスした姿勢を保持してケアをする必要があります。たとえば、僧帽筋の拘縮がないことや首の伸展可能範囲を確認してからケアを行います。

口腔ケア用品は効果あり、しかし高価

　在宅療養をされている患者さんは、生活保護受給者や年金暮らしの生活困窮者が多くいらっしゃいます。スポンジブラシや歯間ブラシなど、口腔ケア用品として良いものはたくさんあり、できれば使用したいのですが、「ケア用品を買うくらいなら食事をしたい」といったように、食事よりも高い口腔ケア用品を継続的に購入することは困難な状況があります。

口腔ケアは誰がするのか

　在宅療養をされている高齢者の口腔ケアは誰が行うのか？という問題があります。たとえば、口腔ケアの手順書をご本人に渡したとしてもそれが果たしてできるのか、できなければ誰がするのか。ヘルパーにお願いするとして、たとえば30分の身体ケアの場合、体を拭いてオムツを交換してさらに口腔ケアを行うとなると時間が足りません。そこで重要になってくるのが、デイサービスやショート

ステイなどとの適切な連携です。デイサービスではご飯も食べるし
お風呂も入る、口腔ケアも行います。とはいえ、口腔ケアの実施者
が適切な教育を受けているわけではありませんので、ここでも根本
的な教育の課題が浮上します。

口腔ケアは焦らずに

　看護や介護の現場では、日々のタスクに追われ忙しい環境で口腔
ケアを行わなければなりません。時間制限のあるなかで、できるだ
け早くケアを始めたい気持ちはわかりますが、焦れば焦るほど患者
さんの緊張や拒否が強くなり、ケアに時間がかかってしまうことが
あります。

　たとえば、認知症の方が口腔ケアを拒否したり、精神発達遅滞や
自閉症など、環境の変化に対応したりするのが困難な患者さんも多
くいます。いきなりお口を触ると緊張が強くなるので、まずは焦ら
ずに、お話をしながら口腔ケアを行うポジショニングをとるなど、
脱感作から始めていきましょう。慣れない環境や、ケアを行う順番
の変化にも敏感になることがあり、口腔ケアの方法については毎回
同じように行うなどの工夫も必要です。

家族背景も考慮した口腔ケア

　精神疾患がある方は320万人いるといわれていますが、口腔ケ
アの介入にかかわらず、その方の発達障害の程度や生活環境、家族
背景などを知ることが大切です。たとえば、「親が子どもを膝に乗
せて歯磨きをする」という習慣がないまま育った子どもは、そもそ
もの歯磨き習慣がありません。教育環境やセルフケアにどのような
意識をもっているかを把握することが必要ですし、また、家族の感

情表出、病気の理解、周囲からの支援をどのように受けているのかなど、さらに発達障害の程度について主治医と相談することも大切です。

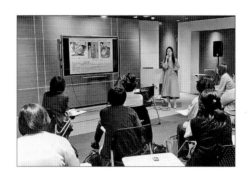

 From my perspective

　今回、精神疾患を有する患者さんのご自宅の様子を動画で拝見する機会がありました。部屋の中はかなり散らかっていて、歯ブラシを探し出すだけでたいへんな時間と労力を要します。病院でもらった内服薬は大きなゴミ袋いっぱいに入っており、良い薬でも飲まなければ症状は良くならない、アンビバレントな状態にどうやってアプローチすれば良いのかと、動機づけ面接を学んでいた時のことを思い出しました。

　これらの課題は精神疾患に限らず、「生活習慣病の予防としての運動や食習慣が続かない」や、「糖尿病や心臓病の薬を処方しても飲んでくれない」患者さんへのアプローチと同様に、行動変容を促すデジタルヘルスやエンターテイメントの力を駆使して解決できることがあるのではないかと、新たなマネジメント方法を模索しながらアイデアの実装につなげていきたいと思っています。

2-9

嚥下食
×
ベーシックオーラルケア

池川裕子 先生

歯科医師
出張歯科四つ木

PROFILE

大学時代に障がい者歯科を学んだ経験と知識が、高齢者を中心とした訪問歯科の患者さんの治療におおいに活きている。「最後まで自分の歯で食べる」ことを重視し、患者の持病・主訴・生活環境などを考慮した臨機応変な治療がモットー。訪問歯科の認知を高める取り組みや、訪問歯科医同士の連携にも力を入れている。

　嚥下食を実際に食べてみると、これまで学んできた摂食・嚥下のメカニズムや食事介助の方法についての理解が深まります。

　訪問歯科診療を専門にご活躍されている池川裕子先生は、数々の嚥下食をご自身で実際に召し上がっており、あの日本一有名なテーマパーク内のレストランでも嚥下食を注文し、研究しているほど嚥下食マニアの先生です。

嚥下・咀嚼とは？

　飲み込むことを専門用語で嚥下といい、食べ物を噛み砕くことを咀嚼といいます。噛み砕いた食事を唾液と混ぜながら大きな柔らかい塊（食塊）を作ります。この食塊が作られると喉を通るための反射（嚥下反射）が起きます。

食事介助は無言で？！

　「目隠しで食べて味を当てるクイズ」をやってみると何が起こるでしょうか。たとえば、声をかけてもらわなければ口に入るタイミングがわかりませんし、口に入ったものが一体なんなのかもわかりません。口に入った何かを探りながら噛み、飲み込むことができるかもしれませんが、もし口腔内に神経障害や嚥下障害があるとしたらどうでしょうか。

　目が見えない方の食事介助をする際には、「今日のご飯は〇〇です」とか、「これはサラダです」といってあげると良いと思います。また「胃に入れば全部一緒！」というと語弊があるかもしれませんが、食事を全部混ぜて食べさせていませんか？　食事に薬を混ぜることもできればやめましょう。

食事形態を変えてみよう

　介護施設などでは、食事が進まない（食べてくれない）入居者の方を目にする機会があると思います。食事をしない理由はさまざまですが、もしかしたら食べ方がわからない可能性があります。たとえば、スプーンを渡してもそれをどうしたら良いのかわからない、

「使い方がわからない」ということもあります。おにぎりにすると手で食べることができたり、サンドイッチにしたり、きざみやとろみ以外にも食形態を工夫することで、食べやすくなることがあります。

　皆さんが普段使用しているとろみ剤は粉の製品が多くないですか？　粉末のとろみ剤を使ったことがある方は、入れすぎて硬くなりすぎたり、放置しすぎて硬さが変わってしまった経験があるかと思います。とろみ剤には液体の製品もあります。粉のものより高価ですが、とろみ液の硬さ以上に硬くならず使いやすいので、ぜひ試してみてください。

寝たきりで筋肉量が減る

　肺炎になると、経口摂取が禁止されることが多いです。その食事をしない期間に、嚥下にかかわる筋肉量が低下します。その結果食べることができなくなり、低栄養になることもあります（医原性サルコペニア）。寝たきりになれば、全身の筋肉量が一週間に15%減少するといわれています。なるべく早く服食を開始し、低栄養のリスクを回避しましょう。

今まで食べられているからそのままで良い？

　嚥下をするためには食塊を作ることが重要です。介護施設でよく見かけるのは、「歯がない方は噛み切れないだろうからきざみ食にしましょう」というケースです。もし、歯の本数が少ないからとか、入れ歯が使えないからといった理由できざみ食にしている場合は、きざみ食を食塊にできているかを確認してください。もしできてい

なければソフト食や軟菜食などに変更した方が良いです。小さく刻めば食べやすくなるわけではなく、きざみ食をすりつぶすことができなければ食べることができません。

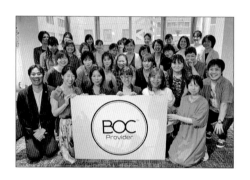

 From my perspective

　池川先生のお声がけで、今回多くの企業からたくさんの嚥下食をご提供いただきました。

　今回、舌ですり潰せるもの、とろみの感触、開封時の離水状態などを確認しながら実際に食べてみて、初めてわかることがたくさんありました。世の中にはたくさんの嚥下食があり、どれも（見た目）美味しそうで、さらに食べてみると本当に美味しいものばかりでした。

　しかし、これら市販の嚥下食を日常的に使用することは、病院や高齢者施設の経営面や厨房の環境面から導入が難しいことがあります。たしかに、家計の中で医療や介護に充てられる経済状況を考慮すると、市販の嚥下食を頻繁に利用することはできないかもしれません。毎日の食事に補助的に追加したり、時々取り入れながら、楽しい食事をアレンジできたら良いと思いました。

2-10

義歯
×
ベーシックオーラルケア

田中佑人 **先生**

歯科医師
大阪歯科大学

PROFILE

「歯科医師というツールを使って、何を成し遂げたいかが大事」であり、障がい者の健康の獲得・増進、そして社会参加を目標に掲げ、学生と一緒に障がい者スポーツのボランティアに参加するなど、さまざまな活動を展開している。

在宅や介護施設への往診の際に、義歯の取り扱いについての質問を多く受けます。寝るときに義歯は外すのか？安定剤を使用しても良いのか？　洗浄剤には何分つけたら良いのか？など、介護現場にいると毎日疑問に思うことですし、それらを一つずつ教えてもらう機会はありません。

　今回は、義歯の治療を専門に行っている田中佑人先生から、日々の疑問を解決するための講義をしていただきました。

肺炎による死亡者数は増加している？

　日本人の肺炎による死亡者数は、おおむね増加傾向にあります（近年は分類の見直しにより減少に転じています）。死因別の死亡者数を見てみると、2016年までは脳血管疾患での死亡者数が徐々に減少してきている一方で、肺炎による死亡者数は増加し第3位になりました。このデータからは、「医療の進歩により、脳血管疾患であっても生き長らえることができるようになった」可能性が見て取れます。

　しかしながら、脳血管疾患の合併症として身体の機能障害や感覚障害が残り、肺炎になりやすい方々が増えている事実もあります。2018年の調査で肺炎死亡者数が急減した要因は、厚生労働省が人口動態統計の中で、「肺炎」から誤嚥性肺炎を独立させて集計するようになったためです。ちなみに、「誤嚥性肺炎」は7位であり、「肺炎」を足した13万2,629人は心疾患に次ぐ第3位の死亡者数になります。

嚥下に義歯が有効？

　誤嚥のリスクがある高齢者に対し、安全に嚥下をさせるためにできることはないのでしょうか。たとえば、25名の無歯顎患者を対象に、義歯有り無しの2群間で嚥下造影検査による嚥下状態を評価した研究があります（S Onodera, J Furuya, H Yamamoto, et al. J Oral Rehabil 2019）。嚥下には、下顎骨と舌骨がしっかりと固定されていることが重要であるといわれていますが、義歯が有ると顎の位置が安定し、義歯がない状態と比較し、安全に嚥下ができることが示されました。

義歯は適合が重要

　少し前までよく使えていた義歯が急激な体重減少にともない緩くなってしまうことがあります。義歯にとってもっとも重要なことは、口腔内に適合していることです。たとえば、義歯と粘膜との間に隙間があれば、粉状の安定剤を使用したり、隙間の大きさ次第ではペースト状の安定剤を使用したりすることで咀嚼や嚥下がしやすくなることがあります。歯科の往診医に裏装の必要があるかを相談しても良いと思います。また、施設で義歯を使わずにペースト食などを食べている方が多くいらっしゃいますが、できれば新しく義歯を作製したほうが良いと思います。たとえ認知機能に問題があったとしても、明らかな拒否がなければ作ってみることをお勧めします。

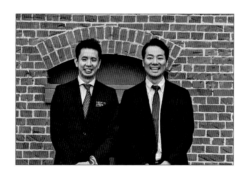

From my perspective

　講義の中で、義歯を装着した状態での嚥下としていない状態での嚥下を内視鏡画像を比較しながら確認しました。義歯があり咀嚼ができる状態では、喉頭にゆっくりと食物が流れていき、誤嚥のリスクが低下することが直感的に確認できました。

　寝ている時には義歯は外し、洗浄液につけておきます。夜間は唾液の分泌が低下し口腔内が乾燥し、口腔細菌が増加していきます。義歯は複雑な形態をしていますので、細菌の温床になってしまいます。また、義歯は機械的に洗浄し、バイオフィルムを除去するのが基本ですが、義歯の細かい傷に入り込んだ細菌は機械的な洗浄だけで除去することはできません。製品次第ですが、義歯の洗浄液に２時間以上はつけ置きし、化学的に細菌を除去する必要があります。

　義歯安定剤について、否定的な歯科医師がいることは事実です。しかし少しの隙間を埋める目的で使用することは、患者さんにとっても食事を介助する側にとっても良いことだと思っています。ペーストタイプの義歯安定剤の場合、安定剤の最大吸着力を考慮し、注意して使っていただきたいと思います。安定剤が外れない場合は無理に外そうとせず、吸着力が減退してくるのを待ちましょう。

2-11

予防歯科

×

ベーシックオーラルケア

竹山　旭 先生

歯科医師
株式会社 NOVENINE

PROFILE ──────────

大阪歯科大学大学院修了。歯学博士。日本抗加齢医学会専門医。唾液腺の再生
医療を専門とし、その研究成果は第 59 回日本口腔外科学会総会でのゴールド
リボン賞など多数受賞。米国コロンビア大学と京都大学 CiRA での研究経験を
通じて歯科医療の現状に疑問を抱き、アントレプレナーシップを学ぶ。オーラ
ルヘルスケアを推進するためには事業化が必要と考え、2018 年 1 月、共同
代表の廣瀬智一氏と株式会社 NOVENINE（ノーブナイン）を立ち上げ、現在
に至る。

　BOC プロバイダー講座の参加者は、看護師や介護士が
ほとんどです。

　今回あらためて歯科が社会においてどのような役割を
担っているかについて、歯科医師であり、起業家である
竹山　旭先生にうかがいました。

普及的口腔ケア、専門的口腔ケア

　口腔ケアを分類する方法の一つに、普及的口腔ケアと専門的口腔ケアがあります。

　本人や介護者が行う口腔ケアを普及的口腔ケアとし、マニュアル化された単純な技術で口腔ケアを行い、良好な口腔環境を維持します。

　一方、専門的口腔ケアは、口腔内の状態、全身の状態などを考慮して、一人一人に合わせた口腔ケアを行います。歯科医師や歯科衛生士が行う医療行為としての口腔ケアを指すことが多いです。普及的口腔ケアといっても、「BOC プロバイダーの方々が目指している、基本的な口腔ケア（BOC）を行うために、学び続ける必要がある」ことと同じように、普及的口腔ケアを行うためには専門的口腔ケアについての理解が不可欠です。BOC のコミュニティを活用し、今後も学びを継続していただきたいと思います。

普及的口腔ケアがしやすい環境をつくる

　歯科医師が行う専門的口腔ケアの大切な役割の一つに、普及的口腔ケアがしやすい口腔環境をつくることがあります。動揺している歯があったり、詰め物が取れそうだったり、磨きにくい複雑な形態になってしまっている歯を、ケアがしやすいシンプルな形態に治療しておきます。介護施設へ訪問診療する際に専門的口腔ケアを行うことで、毎日の普及的口腔ケアがやりやすくなり、介護者の心理的負担軽減に寄与します。たとえば、歯石が付着したままの歯に対して普及的口腔ケアを行っていても、歯周病の予防にはなりません。歯石の表面はザラザラで、プラークが付着しやすいですし、プラークをブラッシングで除去したとしても、すぐに新たなプラークが付

着してしまいます。まずは歯科医師に口腔内を診察してもらい、歯石を除去してもらっておけば、毎日の口腔ケアにかかる時間が短縮でき、より良い口腔環境を維持しやすくなります。ぜひ訪問歯科医師と連携し、活用していただきたいと思います。

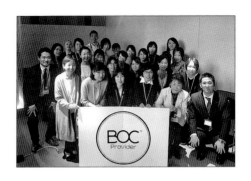

From my perspective

　歯科医師は、口腔環境を良好に保つことができます。つまり、自分の体が障害によって上手に動かせなくなったり、ブラッシングが上手にできなくなってしまったり、介助の必要があったとしても、口腔環境を良好に保ちやすい、プラークがつきにくい、磨きやすい口腔環境にデザインすることができます。

　虫歯の治療をしっかり行う、適合の良い義歯を作っておく、将来ブラッシングが困難になりそうな動揺歯やインプラントは、事前に清掃しやすい形態にしておきます。全国でまだ30％しか予防歯科としての歯科受診がされていない日本では、まずその重要性を認識していただく必要があります。日頃から定期的に歯科を受診し、良好な口腔環境をつくっておきましょう。

2-12

北欧
×
ベーシックオーラルケア

島田明子 先生

歯科医師
大阪歯科大学

PROFILE

長崎大学大学院医歯薬学総合研究科にて博士号取得後、2010 年よりデンマーク・オーフス大学にて咀嚼筋筋痛に関する臨床研究に従事。2015 年にオーフス大学にて 2 つ目の博士号取得。2016 年にスウェーデン・カロリンスカ研究所にてアロディニアに関する臨床研究に従事。2019 年より現職。

　口腔ケアの重要性は世界共通であり、BOC プロバイダーは日本だけでなく世界へ情報を発信していく使命があります。

　今回はデンマークで長年研究をされていた島田明子先生をお招きし、「Lost in Scientific Translation」というタイトルで、デンマークでの「咀嚼×痛み」の研究から咀嚼はどのように嚥下とつながっているか、重症筋無力症、FAST（Functional Assessment Staging）評価、ICF（国際生活機能分類）など、海外での研究成果や口腔ケアについての考え方の違いをご紹介いただきました。

噛む力、筋肉の活動を測定

　歯科の臨床研究の中で「最大咬合力」を調べる研究はたくさんあ
りますが、最大咬合力が普段発揮される臨床現場はほとんどありま
せん。それよりも患者さんが普段ご飯を食べている時の咬合力を調
べたいと考えていました。
　歯に咬合力を測ることができる歪みゲージを装着して実験を行
い、顎の動きと筋活動を同時に測り、噛む力を分析していきました。
顎が痛い時に人は噛む力が強くなるのか弱くなるのか、咬合力はど
のように変化するのでしょうか。

咬合力は痛みで変化するのか？

　痛みが咀嚼にどのような影響を与えるのかを調べるために、咀嚼
筋に発痛物質を注射して筋痛モデルを作り実験しました。その結果、
痛くても人は噛むことができることや、咀嚼の運動は痛みを与えて
も変化がないことがわかりました。

定量化、標準化が課題

　咀嚼筋の機能低下や嚥下障害に対するリハビリテーションを行っ
たとして、その効果を評価する確立された方法はありません。客観
的な評価を行うためには、どのように咀嚼と嚥下を定義するか、標
準化や定量化がとても重要です。それぞれの機能や状態を定義する
方法、顎運動、筋電図、嚥下時に舌骨が動くタイミングや VF（嚥
下造影検査）など、評価に利用できる検査はさまざまで、それぞれ
課題もあります。

さまざまな評価方法を取り入れて共通言語に

　2015年の10月、デンマークのハメルニューロセンターにおいて、外傷や脳梗塞後の患者さんがいる病院で講演する機会がありました。「Food：from the plate until we swallow（お皿から飲み込むまで）」というタイトルで、神経内科医や歯科医師だけでなく管理栄養士や病院の献立を作っている人、作業療法士の方々と「食べ物を認知してから飲み込むまで」というテーマで、自分の専門分野からの視点で食事について話していくというシンポジウムでした。

　咀嚼や嚥下といった領域に関与していると、歯科医師だけでなく他職種の専門家たちとディスカッションをする機会があります。その際には、彼らが日常的に使用している言葉や評価法についても、共通言語として知っておく必要があると思っています。

　FAST（Functional Assessment Staging）はアルツハイマー型認知症の評価方法の一つで注目されています。ADLに基づいて認知症の重症度が分類されているだけでなく、それぞれのステージにおける口腔ケア、口腔機能について対応しているため、口腔ケアを行う際にどのようなアプローチをすれば良いかがよくわかります。

　また、口腔ケアを行ううえで、ICF（国際生活機能分類）に基づいたケアプランの作成も大切だと思います。たとえば、「足を骨折したから松葉杖」ではなくて、疾患はもちろん、その人の性格や生活環境、生活スタイルなども考慮し、一人一人に合わせたアプローチをしようという考え方です。

デンマークの口腔ケアは看護師の仕事

　デンマークでは看護師が口腔ケアを行うのが一般的です。しかも口腔ケア教育は歯科医師からではなく、先輩看護師から教わっているそうです。日本と同じ課題があり、たとえばリハビリ病院においては、「口腔ケアが大事だとわかっているけど時間がない」とか、「教育が十分にされていない」「ケア方法が標準化されておらず、どうやったら良いかわからない」など、日本の口腔ケア現場と同じ課題をもっています。

貴重なデータが論文になっていない

　日本は超高齢社会の先進国であり、世界はまだ日本ほど高齢化が進んでいません。世界中の医療者は、これから自国に到来するであろう高齢化に備えるためにも、日本の医療や介護の現場で、口腔ケアがどのように行われているのかをとても知りたがっています。

　日本の貴重なデータは学会発表だけに留まらず、しっかりと論文にして世界に発表する必要があります。口腔ケアを日常的に、当たり前に行っている日本の皆さんは、世界の人々が喉から手がでるほど欲しいと思っている知識と技術をもっていることを自覚して、日本だけにとどまらず継続的に世界へ向けて発信してほしいと思っています。

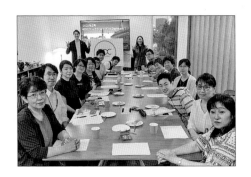

From my perspective

　講義の中で特に印象に残っているのは、「デンマークのリハビリ病院職員に対するアンケート調査が、国際雑誌に掲載されている」という話です。

　論文タイトルは「神経リハビリテーション病院における看護ケアの考え方、知識、習慣についての調査」です。260人の職員に対し、口腔ケアについてのオンラインアンケート調査を実施した、という報告ですが、この題名を見て違和感を感じた方もいらっしゃると思います。日本の学会にいくとこのようなタイトルの発表が100も200もあります。ただ残念なことに、学会発表でよく目にする研究も、論文になっているものはわずかです（学会発表のみで論文になっていません）。

　島田先生の講演タイトル「Lost in Scientific Translation」には、日本中に当たり前に埋もれている、世界中の研究者が喉から手が出るほど欲しい超高齢社会の情報をしっかり世界に発信しよう！というメッセージが込められていました。BOCプロバイダーの方々と耳にタコができるほど約束している「アウトプット」は、日本を飛び出して世界に発信していかなければいけません。

　2020年春に予定しているデンマークでのワークショップで、高齢化先進国、つまり口腔ケア先進国である日本のデータを世界に向けて発信しましょう。

2-13

医工連携

×

ベーシックオーラルケア

西垣孝行 先生

臨床工学技士
森ノ宮医療大学 / NPO 法人まもるをまもる

PROFILE

2000 年から国立循環器病研究センターで 17 年間、臨床工学技士として従事。人工心肺や補助循環などの臨床業務と並行して博士（応用情報科学）取得、また 7 年間医工連携に従事、感染予防用アイガード「パラシールド」を商品化。経済産業省の始動 Next Innovator 2016 に参加。2017 年、経済産業省医療福祉機器産業室を経て、2018 年、森ノ宮医療大学に着任。 2019 年「医工デザイン融合」をコンセプトに、NPO まもるをまもるを法人化。 アートで医療界と産業界の「知の融合」にトライするアプリ「evaGraphy」を開発（2019 年 12 月 14 日にローンチ）。

　日々の日常業務として無意識に行っている口腔ケアをより良いものにするためには、潜在的な課題を見つけ、それらの課題を一つずつ解決させていく必要があります。普段何気なく行っているケアの中には、当たり前になってしまっているけれど、よくよく考えると効率の悪い不便なことがあふれているものです。

現場の課題を見つける（バイアスを外す）

　普段当たり前に行っているケアについて、その潜在的な課題を見つけようと思ってもなかなか思うようにはいきません。当たり前の中の課題に「気づく」ためには、私たちが普段は当たり前と思ってしまっている「バイアス（当たり前すぎて気づいていないこと、固定観念）」を外すことが必要です。

　たとえばAED（自動体外式除細動器）の課題を考えてみます。AEDといえば、当たり前に四角い箱に入っていて、取り出すだけで警報が鳴りそうですよね。扉を開けて使用することにはかなり抵抗があると思います。AEDを使うのは誰でしょうか？　当たり前に「大人」が使うような佇まいで駅のホームなどに置いてあるのですが、AEDって大人が使うものなのですか？　誰でも使えなきゃダメじゃないですか？　たとえ子どもだって、「AED持ってきて！」と頼まれる状況があるかもしれません。
　子どもがAEDというアルファアベットを読めない可能性もありますし、「設置している位置が高すぎて取れない」なんてことがあるかもしれません。当たり前に「大人が使う」という「バイアス（固定観念）」を外し、これらを課題として捉えると、AEDの形や置く場所、文字一つとってもまったく違ったデザインになる可能性があります。

タブレット型の歯磨き粉

　バイアスが外れたアイデアのひとつに、タブレット型の歯磨き粉があります。これまで歯磨き粉といえばペースト状でチューブに入っているが当たり前でしたが、それをタブレット型にしたのです。

外出時にもわざわざ歯磨き粉のチューブを持ち歩かなくても、タブレットをパキっと割って数個持っていれば良い。すばらしいアイデアだと思います。

誤嚥防止ストロー

　誤嚥防止ストローが生まれた経緯は、「そもそも何で肺に入るような飲み方をするのか？」「吸って飲むと肺に入るのは当たり前！」と、吸わないストローがあれば良いのではないかと考え、噛んだらジュワッと出てくるタイプのストローが開発されました。

　吸っても飲めない、噛んだら飲めるストローは医療現場での誤嚥防止アイテムとして開発されましたが、マラソン選手が給水時に使用するなど、領域を超えて活用されています。

医療現場の課題に囲まれている人は限られている

　医療や介護現場の課題に気づくことができる人は限られています。そもそも、その現場を知らなければわからないことだらけです。たとえば、医療現場にいる看護師が見つけた課題を解決しようと、関連する企業や行政などを巻き込んで開発を進めようとするときに、その臨床現場の課題を「言葉中心」に集めて伝えても、現場を知らない（イメージできない）人たちに正確に伝えることは困難です。

　特定非営利活動法人まもるをまもるでは、そのような医療現場の課題に対して写真を使って視覚的に捉える取り組みをしています。写真（画像）にすることで時間軸を切り取ることができ、言語的に記録するよりも多くの情報を直感的に捉えることができるため、現場を知らない方々とのコミュニケーションを円滑にするメリットが

あります。

　一例として、術後の手術室の床の写真を撮ってみます。手術中に使う機械の足元になぜか会社のロゴが入っていたりします。ちょうど血液が飛んでくる高さなので、ロゴのくぼみに血液が入り込みます。ただでさえ忙しい医療現場に、ロゴに入り込んだ血液を拭き取る作業が追加されます。手術室の床の写真を写真に撮って見せることで、現場を知らない方々でも視覚的、直感的に課題に気づくことができます。

　ベーシックオーラルケアを発展させるのは、現場に携われる皆さんです。臨床現場の課題を掘り起こすことは、現場を改善するファーストステップになります。課題が見えれば関係企業もチームの一員になり、オーラルケアがより発展する良い流れがつくれると思います。

　BOCプロバイダーは、医療の経験を活かした新しい当たり前をつくる次世代のオーラルケアセットを生み出していくことも、役割の一つとして担うのだろうと思っています。皆さんで、現場で感じた違和感レベルの課題を共有しながら、より良いオーラルケアを創り出していただきたいと願っています。

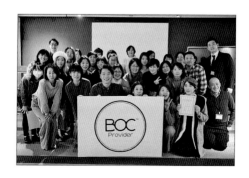

From my perspective

　今回は「口腔ケアの現場で困っていること」や「もっとこうしたら良いのでは？」ということに「気づける」ようになりましょう！というテーマで行いました。みんなが当たり前に思って疑わなくても、よく考えたらそれはおかしい！ということが医療や介護現場にはあふれています。

　たとえば、口腔ケアはベッドサイドで頻繁に行われますが、誤嚥がしにくいベッドの位置や口腔ケアに適した角度が一目でわかれば、ケアの方法が均てん化しやすくなるかもしれません。

　これからも行っていく BOC プロバイダーとしての学びを、現場の当たり前を疑いながら、より良く、深くしていくための「学ぶ姿勢」を教えていただきました。

第3章

BOCプロバイダー
の取り組み

　BOC プロバイダーは、ベーシックオーラルケア（BOC）の重要性を周囲に伝えるインフルエンサーとして何ができるか、日々試行錯誤しながら医療を少しでも良くしようと取り組んでいます。もちろんテレビに出るような有名人でもありませんし、看護や介護におけるスーパーマンではありません。もっとも身近にいる医療スタッフの一人であり、日々の業務に追われ、なかなか時間が取れないなかで毎日のケアに奮闘しています。そのような等身大の彼女たちの事例や思いだからこそ参考になり、響くものがあると思っています。彼女たちはけっして特別なことをしているわけではなく少し考え方を変え、勇気をもって一歩を踏み出した方々です。「私もこのくらいならできるかも」、「自分と同じ活動をしている人がいる」など、何か一つでも共感し、明日のケアの糧にしていただけたらと思います。

　第 3 章で紹介する 14 名の BOC プロバイダーが実践している取り組みは、最新テクノロジーを使った画期的なアイデアや革新的なものではありません。しかし、実現可能性が高くそれによる社会貢献性や臨床的な効果（クリニカルインパクト）が高いものと考えています。さらに、この取り組みや学ぶ姿勢は日本のみならず世界共通です。2020 年にはデンマークでの BOC ワークショップが開催される予定で、国際的なコラボレーションが加速していきます。今後の活動にもぜひ注目していただきたいと思います。

井坂美甫

（管理栄養士）

奈良県

　人は皆、どんなに高齢になっても、飲み込みが弱くなっていたとしても、食べたいものは食べたいものです。とはいえ、実際には食べたいものと食べられるものは必ずしも一致しませんので、医療・介護関係者は、それに「どう対応するか」を考え続ける必要があると感じています。もちろん安全に食事をすることは最優先ですが、そればかり気にしていると、利用者さんが食べたいものとかけ離れた食事形態になってしまいます。また、食べたくないものは食べませんので、徐々に栄養状態が低下していきます。

　現場では、安心・安全な食事ができるように試行錯誤していますが、その一つとしてイベント開催に合わせて「喫食シート」を作成しました。一人一人の食事形態にあわせて、食べたものにチェックをしていくスタイルです。食べられないものは、あらかじめ栄養士が一人一人の状態にあわせて項目にチェックし、その理由を記入します。利用者一人一人、すべて担当制にして食事のトラブルを未然に防ぐ作戦によって、見事に誰も体調を壊さずに開催することができました。食べられるものと、食べたいもののギャップを埋めることは、つねに課題として考え続けています。

　BOC プロバイダーとして、利用者さんが本当に食べたいものを食べられるサポートができればと考えています。

乾　直美

（歯科衛生士）

大阪府

　私は歯科衛生士として口腔ケアの大切さを日々伝えていますが、その際には「なぜ口腔ケアが大切か」その理由を合わせてお伝えするように心がけています。また、伝える方法については、直接患者さんにお話しすること以外にも、ブログやSNSなどを通して、少しでも歯科について、また口腔ケアについて興味をもっていただけるように発信しています。

　たとえば女性は、結婚・出産、子育てなどのライフステージの変化により、日常的にストレスを抱えている方が多いと思います。それらの環境変化にともない口腔環境も変化し、う蝕や歯周病に罹患してしまうことも少なくありません。定期的な歯科医院への通院やメインテナンスを行うことで予防できますが、通院や予防に対するモチベーションを上げることは簡単ではありません。

　そのようななか、BOCプロバイダー講座は、SNSを活用した情報共有や発信を積極的に行っています。また、医療・看護職種など歯科医療従事者以外の方々と知り合うことができる機会は、多職種連携が叫ばれているなかでとても魅力的だと感じています。今後も他職種が集まるBOCコミュニティを活用して、積極的に発信していきたいと思います。

上野真澄

（介護福祉士、愛全会 愛全病院）

北海道

　私が勤務する回復期リハビリ病棟は、多職種が介入している恵まれた環境です。BOC プロバイダーとして、情報・技術・知識などの共有をさらに高めるべく、病棟内での活用を目的に「シーティングを含む食事環境・食事介助・口腔ケア」のガイドブックの作成に取り組んでいます。回復期病棟なので自立を促すことが大切であり、認知症の高齢患者さんと対話する時間が多いのですが、たとえば職員が口腔ケアで介入しているはずなのに、会話中に笑った患者さんの歯が残渣物で汚れているケースがありました。自分自身に失笑しながら患者さんを促し、洗面台にお連れして一緒に口腔ケアを行いました。後日、その患者さんからは「歯を綺麗にしてくれるお兄ちゃん」と呼ばれることになりました（笑）。

　自分の中では常識と思っていたことが職種や経験年数などによって該当しなかったケースも多く、口腔ケアの手技や義歯の取り扱いも職員の個人差、知識が顕著に現れてしまっています。そのようなことを改善するためにも、提供した情報だけに固執したサービスにならないよう配慮しながら、新しい情報が入ったら随時改訂し、BOC プロバイダー（インフルエンサー）として職場全体のスキルアップや BOC の認知度を高められるように今後も活動していきます。

植松知子
（看護師、急性期内科病棟）
静岡県

　私は、日々の看護業務の一つとして日常的に口腔ケアを行っています。寝たきりの方や嚥下が困難な方のケアをする際には、吸引を併用しながらブラッシングを行い、水分の誤嚥に注意してケアを行うように心がけています。高齢者の口腔ケアには、スポンジブラシを使用する場合が多く、私の勤務する病棟では、ガーグルベースン、バイドブロック、スポンジブラシ、歯ブラシ、保湿スプレーなどを使用しています。また、口腔乾燥による細菌の増加を防ぐため、保湿剤を使用して乾燥予防に努めています。

　以前、BOC プロバイダー講座の講義で「開口が難しく逆に食いしばってしまう方には、バイドブロックをかませて口腔ケアを行うこともある」と教えていただきました。日々試行錯誤しながら口腔ケアを行っていますが、看護師として、安全に確実な口腔ケアが行えるように、正しい手技や知識を学んでいく必要があると考えています。義歯の洗浄方法や入れ歯安定剤の最大吸着時間など、高齢者にとって日常的なケアについても知識として深めていきたいと思っています。

　BOC プロバイダーとして、今後もセミナーに積極的に参加していきます。口腔ケアに関する基本的な知識を深め、日々の学習を活かしてさまざまな情報を提供できる看護師に成長していきたいと考えています。

梅野貴子
（看護師、のぞみハートクリニック）
大阪府

　病院では、呼吸器を装着している患者さんや、麻痺がある患者さんなど、自分で口腔ケアができない患者さんが口腔ケアの主な対象となります。口腔環境を良好な状態に保ち、自分の口から食べることができると、重症の患者さんであっても全身状態が改善するだけでなく、精神状態も改善し、元気になっていく姿を数多く目にしました。

　そのような経験から、口腔環境を良好に保つ必要性と、自分の口から食べることの重要性を感じ、口腔ケアについてさらに学びたいと考え、2018 年 10 月に BOC プロバイダーを取得しました。

　現在は病院を離れ、循環器クリニックにて、外来患者さんと在宅患者さんにかかわっています。具体的な取り組みはこれからですが、患者さん一人一人が自分の口腔内を適切に管理できるよう、BOC の活動を通じて得た知識や技術を伝え、最期まで食べたいものをおいしく食べ続けられるような取り組みをしていきたいです。

　口腔ケアの大切さが患者さんやケアを提供するすべての方に理解されるように活動し、また、同じような気持ちで口腔ケアに一緒に取り組んでくれる仲間を増やしていくことができればと考えています。

岡﨑麻衣

（看護師）

山口県

　私は、山間部の僻地にある 1 病棟 35 床の介護療養の老人病院に勤務しています。

　当院における口腔ケアは、各勤務帯で行うことになっていて、主に人数の多い日勤帯でしっかり行っています。夜勤帯でも口腔ケアを行いますが、看護師 1 名、介護士 1 名の 2 名体制であり、すべての患者さんのケアを行うにはたいへんな時間と労力を要します。

　たとえば、寝たきりの方の口腔ケアは看護師が行う、入れ歯の洗浄や着脱は介護士が行うなど、限られた時間とマンパワーのなか、工夫して行っています。とはいえ、「とりあえずやればいいか……」「今すぐ容態が変化するわけではないし……」という考えが垣間見えることもあり、口腔ケアに対する意識の低さにガッカリすることも少なくありません。マンパワーが不足しているのは事実ですが、この状況を何とか改善したいと考えています。

　BOC プロバイダーである私にできることは、エビデンスに基づいて正常や異常を正確に伝え、「看れる」スタッフを 1 人でも増やせるように働きかけることだと感じています。

小山　敦

（歯科医師、小山歯科医院）

群馬県

　超高齢社会を迎え、人生 50 年から人生 100 年の時代に突入しました。日本の「平均寿命」の長さは、世界的にも類をみませんが、延ばしたいのは「健康寿命」です。歯科においては、「オーラルフレイル」という、お口の機能の低下が表れることもあり、歯を磨く指導のみならず、機能的なリハビリの指導も口腔ケアとして求められています。手足の筋肉の衰えに比べ、口腔周囲筋の衰えを自覚することは難しく、歯科医師として積極的にかかわっていく必要があると感じています。

　当院では、地域における子供会や婦人会、長寿会などのイベントに積極的に参加し、歯科からの「健康寿命延伸」へのアプローチとして、オーラルフレイル予防の啓発に取り組むと同時に、子どもたちの口腔機能発達支援にも力を入れています。イベントでは、お口の機能低下や特に、舌や唾液、口腔乾燥を体験していただき、「Orag race」と名づけた割りばしを用いた口腔周囲機能で競い合い、オーラルフレイルを予防するモチベーションの一つとして取り組んでいます。

　BOC プロバイダー講座に参加することで、歯科医師や歯科衛生士の専門的口腔ケアだけでなく機能回復を含めた口腔ケアが、多職種の参加者や家族を含めて広まっていくことで、「健康寿命の延伸」につながると確信しています。

道祖尾綾乃

（看護師）

東京都

　看護師がケアを行う現場は、病院や在宅、高齢者施設など多様化しています。口腔ケアに限らず、日々たくさんのケアが求められますが、それぞれのケアについて一つずつしっかりと教育がされているかといえばそうではない現状があります。おそらく皆さんも、ご自身が行っているケアについて、100％の自信をもっているとはいえないのではないでしょうか。私自身も、日々のケアを戸惑いながら、自分なりに試行錯誤しながら行うことが多いと感じています。それは口腔ケアについても例外ではありません。基本的なことは新人看護師時代に学びましたが、日常の個別的なケアについては自力でなんとかするしかない状況でした。

　私はBOCプロバイダーとして、少しでも現場の不安や、看護師が戸惑いながら行っているケアを自信をもって行えるような教育や環境を提供したいと思っています。特に、在宅生活を看る看護師として、口腔ケアを通して生きるための論理的なエビデンスをつくり、在宅ケアで手段の迷いが出現した際に、BOCプロバイダーのコミュニティに戻ってこれるような活動をしていきたいと思います。また、保険事業や組織のみに任せたケア介入だけではなく、予防を提案できるケアの構築が社会貢献につながると信じ、その基盤づくりを目指したいと思います。

白石菜保子

（看護師、医療法人南労会 紀和病院 看護部 看護支援室）

和歌山県

　私は、2013年に日本看護協会の慢性呼吸器疾患看護認定看護師を取得し、その1年後に口腔ケアチームの院内設立を提案しました。なぜなら、医学的根拠や人間の尊厳の両面から重要である口腔ケアが、当院においてはスタッフ個々の手技や意識に任されているという背景があったからです。口腔ケアチームとして勉強会を精力的に実施し、何よりリンクナース育成に力を入れました。3年前から歯科衛生士2名が看護部付けとなったことで、現在ではチームラウンドおよびコンサルテーションも定着しています。また、地域の医師会・歯科医師会・保健所の介護事業の一環として「口腔ケア事業」へ参画し、毎年3施設に対して口腔ケアとポジショニングの座学および演習にかかわらせていただいています。最初はお口から呼吸器を守るための誤嚥性肺炎予防の観点のみで立ち上げた口腔ケアチームでしたが、現在では自分がこれから目指すべきビジョン「誤嚥性肺炎を予防しながら口から食べる幸せを支援する」がようやく見えてきました。

　"ベーシックオーラルケアで救える命がある"をスローガンに掲げたBOCプロバイダー・インストラクターの皆様と力を合わせて、これからも患者さんの"口から食べる幸せ"を支えていきたいと考えています。

杉野浩子

（看護師、坂出市立病院）

香川県

　私は消化器内科、外科病棟で看護業務に携わっています。入院される患者さんの多くは、内視鏡的処置や周術期で入院時より絶飲食を余儀なくされます。そのような状況下の患者さんに口腔ケアを行うように説明すると、多くの患者さんより次のような返答が返ってきます。

　「なんちゃ食べとらんのに、歯磨きなんかせんでもええやん」

　絶飲食だから口腔ケアは必要ないと思い込みのある患者さんに対して、口腔ケアの必要性をわかりやすい言葉を用いて、ご理解をいただけるまで根気よく伝えています。BOCで学んだ「伝える」「理解してもらえる」だけではなく、「実践していただける」ように働きかけています。また、口腔内の状態次第では、院内に常駐している歯科衛生士につなげることも大切だと実感しています。私たち看護師が日々の業務の中で行えるケア方法をレクチャーしていただき、歯科衛生士が不在の時間帯にも最適なケアが提供できるよう努めています。

　今後も、BOCの講習会で学び得た知識を病棟スタッフに伝達し、誤嚥性肺炎の予防や寝たきりをつくらないための効果的な口腔ケアを実践できるように自己研鑽していきたいと思います。

松村　愛

（保健師、社会医療法人雪の聖母会 聖マリア病院 救急室）

福岡県

　私が以前所属していた ICU は人工呼吸中の患者さんが多く、VAP 予防のために口腔ケアを行っていました。現在は救急室で勤務していますが、VAP 予防として口腔ケアを必要としている状況でありながら、口腔ケアの実施頻度が少ないことに疑問を抱きました。そのため、口腔ケアについて深く学び啓発する必要性を感じ、BOC プロバイダーを取得しました。

　VAP の定義では、挿管する瞬間から VAP のリスクは発生しているものと考えられていますので、挿管前の口腔ケアは全例実施することが理想的と思われます。しかし、気道の確保が優先される救急の場面では、口腔内が吐物や血液で汚染されていても、口腔ケアを実施する時間の猶予はなく、挿管前の口腔ケア実施率はゼロに等しい状況となっています。救急の場面において、VAP 予防に関するすべての項目を行うことは困難ですが、つねに他職種も含めたチームでのかかわりや、患者さんと家族へのアプローチなどを通して、ケアそのもの以外にも実施できることが多岐にわたることに気づかされました。救急室での実施可能なケアとしての課題は多く、介入も検討を始めたばかりですが、BOC プロバイダーとして、保健師として VAP 予防や QOL の維持・向上につながる口腔ケア・看護ケアを目標に活動を展開していこうと思っています。

三浦京子

（看護師、独立行政法人労働者健康安全機構 秋田労災病院）
秋田県

　当院の言語聴覚士は、65 歳以上の脳血管障害、神経・筋疾患、廃用症候群などを有する入院（予定）患者さん全員に対し、摂食嚥下スクリーニング表を使用し、昼食時に病棟ラウンドを実施しています。問題がある患者さんをリストアップし、週 1 回の NST ラウンドで継続的にフォローしています。嚥下機能の詳細な診断や検査は、耳鼻咽喉科医師の協力を求めますが、患者さんのフィジカルアセスメントや摂食・嚥下アセスメントは、看護師や言語聴覚士が行い、日々の残存機能訓練や退院後を見越した在宅支援指導をしています。NST ラウンドでは、高齢者の栄養状態や嗜好を確認し、メニューを工夫し提供できるように努めています。また、口腔ケアの重要性が周知されており、積極的に口から食べていただけるよう歯科衛生士にも参加してもらっています。歯科衛生士はラウンド前に患者さんの口腔内チェックを行い、義歯の適合・歯肉の出血・腫脹、粘膜の炎症・潰瘍、食物残渣・汚れ、口腔内乾燥、唾液の分泌状態を観察し、義歯の手入れ、味覚などに対するケアの提案をしてくれています。

　今後も、2 名の BOC プロバイダーと一緒に誤嚥性肺炎の予防と栄養状態・身体活動状況の把握に努め、患者さんの QOL 向上を目指し、多職種と連携しチーム活動をしていきます。

三谷祐也

（看護師）

千葉県

　私は、地域の急性期病院で内科、外科の混合病棟の看護師として勤めています。検査や手術・化学療法、終末期などさまざまな容態の患者さんが入院されています。当院では、夜勤帯の早朝に口腔ケアを行うことが多く、さまざまな患者さんの口腔内事情に直面することがあります。たとえば、手術目的で入院された患者さんは、手術の翌日から朝食を食べることが多いです。

　しかし、一日中横になり、飲まず食わずであった患者さんがベッド上で起きて食べようとしても、口の中はパサパサだったりネバネバだったりと不快ですし、痛みや管類の多さに身体的・精神的にも疲労困憊となっているのは容易に想像できます。また、神経難病や脳血管障害などで意識レベルが悪く、嚥下障害がある患者さんもいます。そのような入院患者さんにとって〝食べるという行為〟は危険と隣り合わせです。口腔環境が劣悪のなか、無理に食事をすれば、誤嚥性肺炎にもなりかねません。

　BOC プロバイダーとして、患者さんに少しでも美味しく、安全に食事をしていただけるように、そのサポートができるよう積極的に口腔ケアを続けていきたいと思っています。

ヘンシャ理紗子

（看護師、社会医療法人ピエタ会 石狩病院看護部 内科外来）
北海道

　私は、自分の歯が欠損してしまったことをきっかけに、歯科治療や口腔ケア、また口腔環境が全身に及ぼす影響について興味をもちました。特に、自分が専門としている糖尿病と歯周病との関連については興味深く、歯周病の治療によりHbA1c値が低下するという報告を見ながら、糖尿病のマネジメントに歯科の目線でかかわってみようと考えました。BOCプロバイダーのfacebookグループでは、日常的にたくさんの情報にふれることができます。特に、糖尿病をはじめとする全身疾患に口腔環境が影響することは当たり前のこととして認識しています。しかしながら、BOCプロバイダーとしては当たり前の情報であったとしても、一般的にはまだまだ周知されていないと感じ、糖尿病と歯周病、口腔ケアの重要性についてお伝えする院内勉強会を開催しました。勉強会には当院の看護師や糖尿病専門医も参加してくださり、たくさんの意見をいただきながら進行することができました。

　今後の活動としては、糖尿病患者さんへ指導を行う際に使用するリーフレットを作成する予定です。口頭だけでは説明が難しい点もあり、リーフレットを通して糖尿病の治療には歯周病も同時にケアしていく必要性があることを患者さんに伝えたいと思っています。

北海道　看護師

口腔ケアの重要性はもちろんのこと、今以上に自分の知識をインプットさせることや、アウトプットすることでより自分の知識、理解を深めていくことが大切だと感じました。興味のある口腔ケアのことをオンラインでも学べる環境であり、勉強しやすいので気持ちが上がっています！あまり職場でも重要視されている感がない口腔ケアこそ大切だということを知ってもらうために動いていきたいです！

北海道　看護師

講義の最後の方に見せていただいた写真が印象的でした。口腔ケアが大切であることは漠然と思っていたのですが、あれほど悪化することがあるとは思っていませんでした。学ぶ分野がたくさんあるので、少しずつさまざまな分野を学んでいけるといいなと思います。

北海道　看護師

口腔ケアの優先度を上げて考えられるようにしていきたいと思いました。楽しかったです！

北海道　看護師

まずは継続的に、過去のアーカイブ動画をみていきたいと思います！　周術期の口腔ケアに役立てたいです。抗がん剤治療をされている方もいるので、口腔内の変化にも対応できるようなチームを院内でつくっていきたいです！

北海道　看護師

伝達する機会を自分でつくって、BOC の重要性を伝えていけるようにしたいです。

青森県　看護師

精神科の訪問看護に従事しています。利用者様に口腔ケアの必要性について指導していきたいです。BOC プロバイダーとしての活動がこれから必要であることが自覚できました。

福島県　看護師

口腔ケアを医師とともに語り合いたいと思いました。IE の知識を共有して当院の医師の考えもうかがいたいです。今後は口腔ケアチーム活動に参加し、勉強会なども開催していきたいと思います。訪問看護のお話もとても衝撃的で、病院での業務しかわからない私にとって、とても良い学びになりました。

秋田県　助産師

まずは資料をもとに、スタッフに意識づけできるデータを提示します。病院全体で、口腔ケアへの取り組みができるようになれば良いです。口腔ケアの大切さを病院スタッフに伝えたい気持ちが強くなりました。

福島県　看護師

ケア方法や OHAT での評価がまだまだ個人差があり統一できていないことや、口腔ケアの重要性、必要性が他のケアに比べると低い気がしていました。今回、口腔内と消化管の密接な関係がよくわかりました。まず、口腔ケアの普及と、在宅へ向けた支援を私たち病院職員が行っていくべきだと感じました。勉強会をやってみようと思います。

秋田県　助産師

これまでは「自分だけ口腔ケアに興味がある」状態でしたが、口腔ケアの必要性をすべての人にプレゼンしたいと思います！　まずは院内の研修や NST 委員会で伝達します！

栃木県　看護師

多忙のため、口腔ケアの重要性を認識しながらも後回しになってしまうことがありました。今回の講座で、口腔ケアについての興味関心がより深まりました。まずは病棟で広げていきたいです。

茨城県　看護師

療養病棟のため、寝たきりの患者さんが多くケアに時間がかかります。有効な方法や技術を学びたいと思っていましたがなかなか機会がありませんでした。今回は口腔ケアに使用する薬剤を中心に、知らないことを多く学ぶことができました。他のスタッフにも伝達し、必要性を共有していきたいと思います。

栃木県　看護師

口腔ケアの重要性を再認識することができました。病棟スタッフと一緒に参加できたので、協力して病棟に広めていきます。

千葉県　福祉用具プランナー

学びたいという欲がさらに深くなり、また発信することの重要性と責任を感じました。口腔ケアについての正しい知識をもって、地域のために役立てるように頑張りたいと思いました。

栃木県　看護師

患者さんそれぞれの口腔環境に合わせたケア方法、道具などを考えながら、積極的に口腔ケアを行っていきたいと思いました。継続して学び、つねに新しい知識を得ながら活動していきます。

千葉県　歯科医師

他の参加者の方の現場での体験を聞くことができました。自分のもっている知識をつなぎ合わせることで、明日からより具体的な説明ができるようになると思います。スタッフ、患者さんへ口腔ケアの重要性を伝えていきます。

埼玉県　看護師

ドクターとの共通言語（歯式など）は大切だなとあらためて感じました。アーカイブの視聴をさせていただきます。「学び続けないとな〜」と感じました。スタッフへの教育なども行っていきます。

千葉県　看護師

口腔衛生と全身疾患との関連については承知していましたが、より詳細に学べる環境に巡り会えたことで、今後の訪問看護の可能性が広がった感じがしました。

埼玉県　看護師

今後、介護の現場で勉強会を開催するにあたり、本日の内容をしっかり組み入れて、多くの人の知識を深めていきたいです。

埼玉県　ケアマネジャー

在宅において、口腔ケアの大切さが以前よりは論じられるようになってきてはいますが、現場ではまだ浸透していないと感じています。口腔ケアが当たり前に、在宅ケアサービスとしてプランニングできるように学んでいきます！

東京都　看護師

腎臓と口腔に深い関係があると思っていなかったので良い学びになりました。病棟に持ち帰り伝達、講習をしていきたいと思います。

東京都　訪問歯科コーディネーター

疑問が浮かんだ時にfacebookグループ内の専門職の方にすぐ聞けるので安心感があります。たとえばエビデンスに基づいた知識を、日常会話（業務）の中で豆知識として受け入れやすい環境で伝えて行こうと思います。

神奈川県　看護師

エビデンスから実践に活かせるような講義が聞けてとてもよかったです。日々医療は進歩していくので、勉強し続けようと思います。伝達講習をして、「口腔ケアが楽しい」「口腔ケアってこんなに大切なんだ」って思える人を増やしたいです！物品が少ないのもなんとかしたい！

石川県　看護師

摂食・嚥下チームとともに活動します！スタッフに広めます！

静岡県　看護師

個別的な口腔ケアのプログラムを老健でつくりたいと思いっていましたが、新しいプログラムや体制づくりにさらに意欲が湧いてきました。大学や看護学校での教員経験を生かして研修に参加したいです。看護師長として、「皆さんの行っているケアは世界が注目している！世界基準をつくっている！という自信と誇りをもってほしい」と話すことがよくあります。世界に日本の高齢者の看護や介護、口腔ケアを発信すべきだと思います。

愛知県　看護師

現在外来で働いていますが、病棟への手伝いとして口腔ケアを行っています。どのようにケアをしたら良いかなどの指導はなく、自分のケアが正しいのかもわからず不安でした。NSTメンバーとして口腔ケアの重要性を伝え、病棟業務の中でどのようにルーティン業務として組み込んでいくかを考えていきたいです。

福井県　看護師

学生の時の授業で少し口腔ケアを学んだ程度でした。もっと知りたいと思いました。自分の勤務する病棟の患者さんへの口腔ケアを徹底したいと思います。

三重県　看護師

OGA の導入と評価、売店のケア用品の見直し、口腔ケア補助用品の実用化、BOC チームの確立、病院での勉強会、新人研修など行っていきます。今回の講座を機に、あらためて口腔内の勉強をしようと思いました。BOC について他スタッフへ広めたいという気持ちがより強くなりました。

滋賀県　准看護師

まずは同期から伝えて、自分が入院患者さんに合わせた口腔ケアを指導できるようにしていきたいと思います。今後、酸素療法中の患者さんの口腔乾燥や開口障害への対応など、継続的に学んでいきたいと思います。

三重県　看護師

とても勉強になりました。口腔ケアの重要性があらためて理解できました。口腔内の汚染が強い患者さんや寝たきりの患者さんの口腔内をできるだけ綺麗にしてあげたいと思います。スタッフで口腔ケアが重要と思っている人が少ないので、しっかり重要性を伝えていきたいです。

三重県　介護福祉士

介護現場では口腔ケアについてまったく知識がない人が多く、口腔ケアを歯磨きとしか思ってない人もいます。口腔ケアによって得られる効果を事業所内で教えられるようになりたいです。

三重県　看護師

看護研究の課題に口腔ケアを選んだことがきっかけで参加しました。いろいろな話が聞けて楽しかったです。まだまだ基本的なところから学ぶ必要性を感じています。口腔ケアについて学びなおし、職場でも伝達していきたいと思います。

京都府　看護師

オペ室勤務です。術前の口腔ケアは大切だと知っていましたが、実際のお話やデータにより、深い知識を得ることができました。術前訪問で活かしたいと思います。

大阪府　看護師

入所 100 名、短期入所 10 名の施設に勤務しています。寝たきりの方、経腸栄養の方も多く、口腔ケアを実施していますが十分でないと感じていました。今回のご指導から、「全身状態の観察から口腔ケアへ」の重要性を施設内の職員に周知し、研修なども行っていこうと強い意志をもつことができました。

大阪府　看護師

３月まで急性期病棟で勤務していたので、気になっていても優先順位などで口腔ケアがおろそかになってしまうことがありました。でもキレイにしたいというジレンマがありました。口腔ケアについて、参加する前も興味がありましたが、さらに興味が深くなりました。４月から訪問看護に転職するので、今まで以上に勉強しなければいけないと思いました。口腔ケアや口腔細菌と疾患、肺炎などについての知識を深めていきたいです。

大阪府　看護師

現在臨床から少し離れていますが、病棟から在宅への連携をうまく図り、少しでも口腔ケアの重要性を皆に広めていきたいと思います。

大阪府　看護師

現場での問題点をすぐ解決する答えを外（情報）に求めていましたが、みずからが問題を発信することが大切だと思いました。より良い方法や、現場の違和感を考えながら行動したいと思います！

大阪府　看護師

不安が多かった口腔ケアに、解剖から勉強できたので理解が深まりました。もう少し勉強して、在宅看護に活かしたいです。

奈良県　看護師

意識障害がある患者さんのケアが難しいと感じていますが、患者さん主体で正しい口腔ケアを行えるように取り組んでいきたいと思います。所属病棟で口腔ケアの普及をしていきたいと思います。

兵庫県　看護師

患者個々の状態に応じたケア方法を医師たちと考え実施していこうと思いました。病棟に戻って、口腔ケアについての方法を統一し実施していきます。

兵庫県　看護師

思っていた以上に口腔ケアがおろそかでした。病棟で発表する機会があるのでレポートにまとめます！

兵庫県　看護師

当たり前に口腔ケアができることの大切さがわかりました。口腔ケアラウンドで医師と連携し、経過を記録に残していきます。

岡山県　看護師

以前にも口腔ケアの研修に参加したことはありましたが、口腔ケアをチームとして行っている BOC プロバイダーの取り組みを聞き、視野が広がりました。職場での退院指導などに役立てたいです。

福岡県　看護師

病棟業務だとどうしてもルーティンワークになって、個別性のケアが失われてしまいます。普段の生活や趣味などを知って、その方に合わせたケアを行いたいとあらためて思いました。口腔ケアの勉強を続けて、自分の病棟で情報共有を行っていきます。

宮崎県　看護師

口腔ケアをする際には、患者さんの既往疾患を含めて理解しながら行っていきたいです。現場の課題を考えながら他業種と連携し、より良いケアができるように学び続けたいと思います。遠方から参加してよかったです。

福岡県　看護師

在宅医療の実際の話を聞けてとても新鮮でした。スタッフへの啓蒙を行う、また管理職へ口腔ケアの必要性を説明したいと思います！

宮崎県　介護福祉士

自分の思い込みや決めつけがどれだけケア時の合併症リスクを高めているかを考えるきっかけになりました。他のプロバイダーの意見を参考にしながら正しいケアをしていきたいです。とても楽しくためになりました。バイアスについてもっと話を聞きたいです。

鹿児島県　看護師

知識が深くなりました。伝える力、方法を試行錯誤し、看護師・介護士へ統一した口腔ケア支援ができるように活動していきたいです。九州でも開催してください。

鹿児島県　看護師

急性期病棟ほどケアの充実が求められます。今回、歯科や口腔内の治療についての知識を学ぶことができ、あらためてその大切さを実感しました。情報は多くの職員に伝えながら、患者・家族指導にも活用していきます。

沖縄県　看護師

「口腔ケア」についてもっと深く学びたいと思いました。「認知症の理解と予防」について講演することが多いので、その中で口腔ケアの大切さについてもお話ししていきたいと思います。

性別

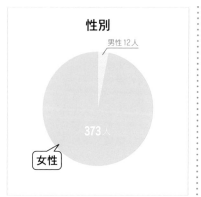

男性 12 人
373 人
女性

職種

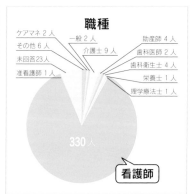

ケアマネ 2 人
一般 2 人
助産師 4 人
その他 6 人
介護士 9 人
歯科医師 2 人
未回答 23 人
歯科衛生士 4 人
准看護師 1 人
栄養士 1 人
理学療法士 1 人
330 人
看護師

役職

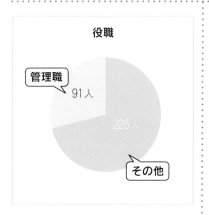

管理職
91 人
225 人
その他

経験年数

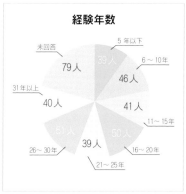

未回答
5 年以下
79 人
39 人
6 ～ 10 年
31 年以上
46 人
40 人
41 人
51 人
50 人
11 ～ 15 年
26 ～ 30 年
39 人
16 ～ 20 年
21 ～ 25 年

また受講したい？

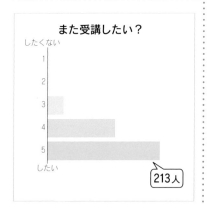

したくない
1
2
3
4
5
したい
213 人

講座の理解度

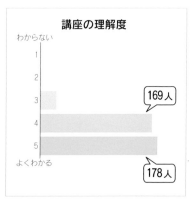

わからない
1
2
3
4
5
よくわかる
169 人
178 人

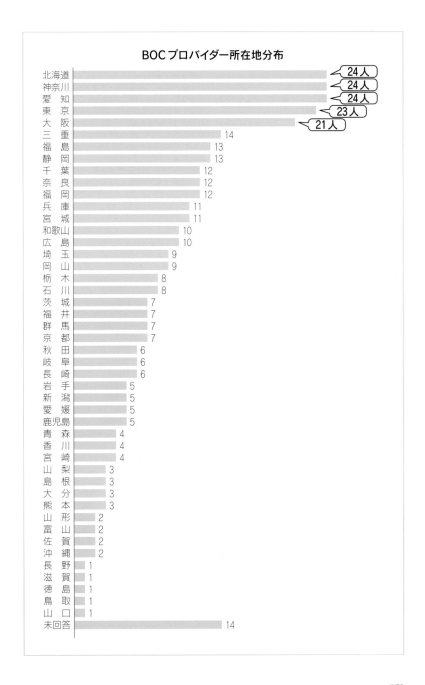

BOC プロバイダー所在地分布

北海道 24人
神奈川 24人
愛　知 24人
東　京 23人
大　阪 21人
三　重 14
福　島 13
静　岡 13
千　葉 12
奈　良 12
福　岡 12
兵　庫 11
宮　城 11
和歌山 10
広　島 10
埼　玉 9
岡　山 9
栃　木 8
石　川 8
茨　城 7
福　井 7
群　馬 7
京　都 7
秋　田 6
岐　阜 6
長　崎 6
岩　手 5
新　潟 5
愛　媛 5
鹿児島 5
青　森 4
香　川 4
宮　崎 4
山　梨 3
島　根 3
大　分 3
熊　本 3
山　形 2
富　山 2
佐　賀 2
沖　縄 2
長　野 1
滋　賀 1
徳　島 1
鳥　取 1
山　口 1
未回答 14

これまでに全国で開催された
BOC プロバイダー認定資格講座

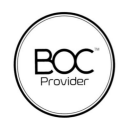

2018 年

8 月 16 日 東京公演（東京大学）
田中佑人先生（歯科医師／大阪歯科大学）

10 月 14 日 大阪公演（グランフロント大阪）
竹山 旭先生（歯科医師／株式会社 NOVENINE）

10 月 18 日 東京公演（東京大学）
青柳直樹先生
（皮膚科医／株式会社ドクターメイト）

11 月 10 日 福岡公演（九州大学）
中西智之先生（集中治療医／株式会社 T-ICU）

12 月 13 日 東京公演（東京大学）
岩城有希先生（歯科医師／横浜いわき歯科）
松村雅代先生（心療内科医／株式会社 BiPSEE）
新行内ゆり先生（管理栄養士）

2019 年

1 月 20 日 千葉公演（千葉市会場）
森維久郎先生
（腎臓内科医／赤羽内科・腎臓内科（開業予定））

2 月 17 日 大阪公演（グランフロント大阪）
西垣孝行先生（臨床工学技士／森ノ宮医療大学）

3 月 10 日 北海道公演（札幌市会場）
有馬太郎先生（歯科医師／北海道大学）

4 月 6 日 和歌山公演（和歌山ビック愛）
白石菜保子先生（看護師／紀和病院）

4 月 20 日 神奈川公演（藤沢市会場）
長縄拓哉先生（歯科医師）

5 月 12 日 東京公演（淡路町 Z 会）
福田芽森先生（循環器内科医）

6 月 16 日 愛知公演（ウインク愛知）
谷口裕重先生（歯科医師／朝日大学）

7 月 5 日 東京公演（デンマーク大使館）
島田明子先生（歯科医師／大阪歯科大学）

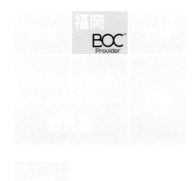

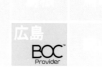

7 月 28 日　**広島公演（広島大学）**
　　　　　　西　裕美先生（歯科医師／広島大学）

8 月 17 日　**宮城公演（仙台市会場）**
　　　　　　田中由佳里先生（消化器内科医／仙台厚生病院）

9 月　7 日　**東京公演（品川区会場）**
　　　　　　池川裕子先生（歯科医師／出張歯科四つ木）

10 月 31 日　**東京公演（港区会場）**
　　　　　　長縄拓哉先生（歯科医師）

11 月 10 日　**愛知公演（名古屋市会場）**
　　　　　　石黒　剛先生（在宅医／いしぐろ在宅診療所）

12 月　8 日　**大阪公演（大阪市会場）**
　　　　　　尾崎亘弘先生（歯科医師／おざき歯科医院）

12 月 12 日　**東京公演（淡路町 Z 会）**
　　　　　　片山　陸先生（薬剤師／お茶の水ファーマシー）

12 月 22 日　**第 1 回　BOC フォーラム**

1 月 12 日　**東京公演（足立慶友リハビリテーション病院）**
　　　　　　北城雅照先生
　　　　　　（整形外科医／足立慶友リハビリテーション病院）

2 月　6 日　**埼玉公演（大宮市会場）**
　　　　　　長縄拓哉先生（歯科医師）

2 月 15 日　**大阪公演（グランフロント大阪）**（予定）
　　　　　　竹山　旭先生（歯科医師／株式会社 NOVENINE）

北海道

青森

秋田　岩手

山形　宮城

石川　富山　新潟　福島

福井　　　　　　群馬　栃木

　　　岐阜　長野

兵庫　京都　滋賀　　　　埼玉 　茨城

大阪 　奈良　三重　愛知　山梨　東京　千葉

和歌山　　　　　　　　　静岡　神奈川

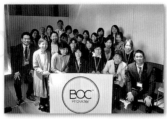

2018 年 10 月　大阪公演

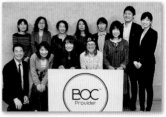

2018 年 10 月　東京公演

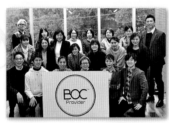

2019 年 1 月　千葉公演

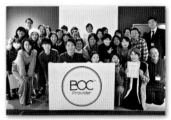

2019 年 2 月　大阪公演

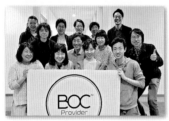

2019 年 4 月　神奈川公演

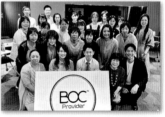

2019 年 5 月　東京公演

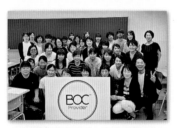

2019 年 7 月　広島公演

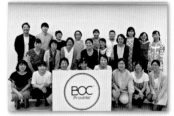

2019 年 8 月　宮城公演

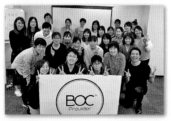

2019 年 11 月　愛知公演

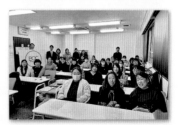

2019 年 12 月　大阪公演

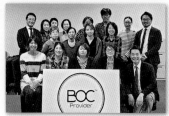

2018 年 11 月　福岡公演

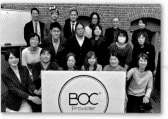

2018 年 12 月　東京公演

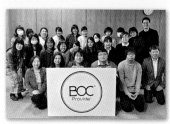

2019 年 3 月　北海道公演

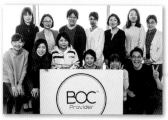

2019 年 4 月　和歌山公演

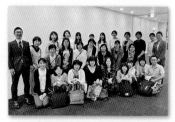

2019 年 6 月　愛知公演

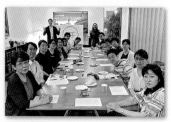

2019 年 7 月　東京公演

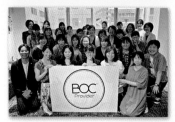

2019 年 9 月　東京公演

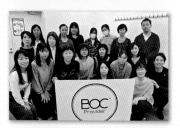

2019 年 10 月　東京公演

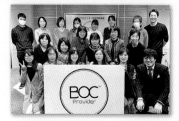

2019 年 12 月　東京公演

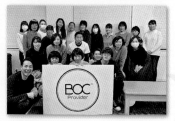

2020 年 1 月　東京公演

あとがき

　本書を編集する過程で、これまでの講義内容（アーカイブ）をすべて見直しました。歯科とは日頃無縁と思われる講師の先生方が、自身の専門領域と口腔とを掛け合わせて、その重要性を教えてくれている様子は、私が勤務医時代から思い描いていた教育であり、鳥肌が立つほどうれしい光景でした。そして、それらは受講生（BOCプロバイダー）にも確実に伝染し、受講前後で彼女たちの意識が変化しています。

　講義の直後に口腔ケアに対するモチベーションが上がっているのは当たり前ですが、彼女たちの意識とモチベーションはそのまま維持され、実際の現場で活躍している（行動している）ことを知ると、このベーシックオーラルケア（BOC）プロバイダー講座を始めて本当によかったと心から思えます。

　彼女たちの思いと活動が、少しずつ周辺環境を変えていきます。全国のプロバイダーがそれを継続することで、世界は少しずつ変化していきます。世界中が「当たり前の口腔ケア」であふれる日は、もうすぐそこまで来ているのかもしれません。

　書籍執筆にあたり、編集作業にご協力いただいた講師の先生方、BOCプロバイダーおよびインストラクターの方々、さらにこの講座（取り組み）にかかわっていただいているすべての方に感謝申し上げます。

　今後ともBOCプロバイダーの活躍を見守ってくださいますよう、お願い申し上げます。

2020 年 2 月

長縄拓哉

〈著者プロフィール〉

長縄拓哉　ながなわ・たくや

ムツー株式会社 代表取締役
デジタルハリウッド大学大学院
歯科医師　医学博士

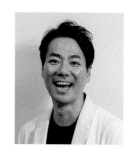

1982年生まれ。東京歯科大学卒業。初期研修医時代から都内大学病院で口腔腫瘍、顎顔
面外傷、口腔感染症治療に従事。デンマーク・オーフス大学で口腔顔面領域の難治性疼痛
（Orofacial Pain：OFP）について研究。口腔顔面領域の感覚検査器を開発し、国際歯科研究
学会議（IADR2015、ボストン）ニューロサイエンスアワードを受賞。デンマークと日本の
研究活動推進プロジェクト（デジタルヘルス）JD-Teletech日本代表。（一社）訪問看護支援
協会 BOC プロバイダー認定資格講座統括医師。

日本遠隔医療学会・歯科遠隔医療分科会会長。日本口腔顔面痛学会評議員、同学会診療ガイド
ライン作成委員。日本口腔内科学会代議員。

クインテッセンス出版の書籍・雑誌は、歯学書専用
通販サイト『**歯学書.COM**』にてご購入いただけます。

PCからのアクセスは…

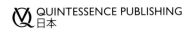

携帯電話からのアクセスは…
QRコードからモバイルサイトへ

QUINTESSENCE PUBLISHING
日本

医療・介護の現場で役立つベーシックオーラルケア
BOCプロバイダー入門

2020年3月10日　第1版第1刷発行

著　　　者　長縄拓哉
　　　　　　　ながなわたくや

発　行　人　北峯康充

発　行　所　クインテッセンス出版株式会社
　　　　　　　東京都文京区本郷3丁目2番6号　〒113-0033
　　　　　　　クイントハウスビル　電話(03)5842-2270(代表)
　　　　　　　　　　　　　　　　　　(03)5842-2272(営業部)
　　　　　　　　　　　　　　　　　　(03)5842-2280(編集部)
　　　　　　　web page address　https://www.quint-j.co.jp/

印刷・製本　サン美術印刷株式会社